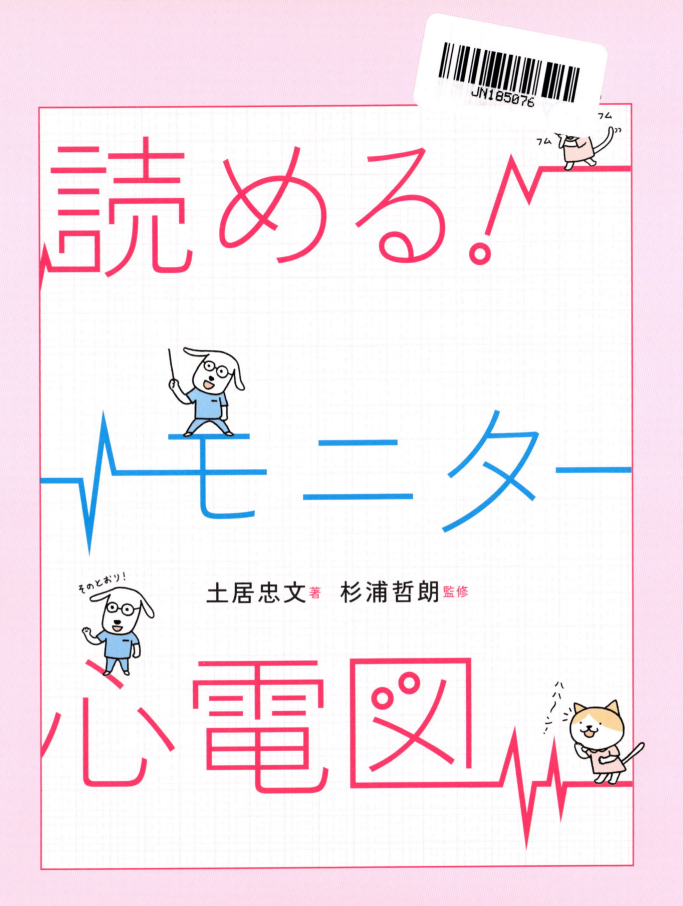

This book is originally published in Japanese under the title of :

YOMERU! MONITA-SHINDENZU
(You Can Read! ECG Monitors)

DOI, Tadafumi
Chief, Kochi Medical Support Institute

© 2017 1st ed.
ISHIYAKU PUBLISHERS, INC.
7-10 Honkomagome 1 chome, Bunkyo-ku,
Tokyo 113-8612, Japan

はじめに

　私が心電図波形に出会ったのは臨床検査技師学校の学生のときです．心電図はさっぱりわからないが第一印象でした．病院に就職して生理検査を担当することになり，心電図はわからないではすまないので専門書を読んで勉強しましたが，やっぱりわからない．P波とQRS波，T波しか出てこないのに書いてあることがなかなか理解できないのです．そこで，心臓の絵を書き刺激伝導系と心電図波形を線で結ぶ作業を一つ一つ行ううちに理解できるようになりました．また，忙しい中，じっくり波形を見ている時間はありません．心電図の異常所見を瞬時に判断するトレーニングをしました．例えば，心電図をさっと見て（1〜2秒で）PQ時間が延長しているか，正常かを判断します．次に，じっくり見て判断が正しかったかを確認します．このようなことをいろいろな項目で行うと，瞬時に異常が発見できるようになります．医療の現場はスポーツに似ていると思います．その時に行動することができなければ医療に貢献することができません．トレーニングすれば，誰でもそれなりに上達します．すると，心電図をチラリと見て「ここに異常が出ていますよ」と言うと，すごいですね，と褒められたりします．人から褒められたり，感心されたりすると俄然やる気が出てきます．

　看護師さんの仕事は大変だなと思います．モニターをみて瞬時に判断をしなければなりません．少しの時間で良いですから，余裕のある時に心電図波形をチラリと見てトレーニングをしてみてください．本書は，判読の仕方をできるだけわかりやすく説明するように努めました．本書を熟読していただくだけでなく，トレーニングにも生かしていただければと願っています．頭で理解していることと行動が結び付けば，人から褒められることも増えてきます．そして心電図の判読が楽しくなれば，さらにスキルが向上することでしょう．

　本書が皆様のスキルアップのきっかけになれば幸いです．

2017年10月

土居忠文

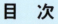
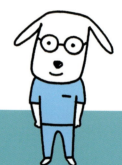

第1部
心電図のキホン

刺激伝導系 ······ 2

刺激の伝わり方と波形の成り立ち ······ 4

モニター心電図波形と対応 ······ 6
   致死的不整脈 ······ 6
   ドクターコールが必要な心電図 ······ 7
   ケースバイケースの心電図 ······ 10

MINI COLUMN "めげない"ことが大事 ······ 11

心電図波形の読み方 ······ 12
   PQ時間 ······ 12
   P波,QRS波 ······ 14
   ST,T波 ······ 16

第 2 部
心電図波形・読み方のコツ

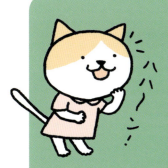

1. 洞頻脈 20
2. 洞徐脈 22
3. 洞房ブロック 24
4. 洞停止 26
5. 心房細動 28
6. 心房粗動 30
7. Ⅰ度房室ブロック 32
8. Ⅱ度房室ブロック　ウエンケバッハ型 34
9. Ⅱ度房室ブロック　モビッツⅡ型 36
10. Ⅱ度房室ブロック　2:1房室ブロック 38
11. Ⅲ度房室ブロック（完全房室ブロック） 40

- ⑫ 発作性房室ブロック ... 42
- ⑬ 補充収縮 ... 44
- ⑭ 房室接合部調律 ... 48
- ⑮ WPW症候群 ... 50
- ⑯ 発作性上室頻拍 ... 52
- ⑰ 洞不全症候群 ... 56
- ⑱ 脚ブロック ... 58
- ⑲ 間歇性脚ブロック ... 60
- ⑳ 期外収縮 ... 62
- ㉑ 上室期外収縮 ... 64
- ㉒ 心室期外収縮 ... 66
- ㉓ 上室期外収縮の3つのQRSパターン ... 68
- ㉔ 心室内変行伝導を伴う上室期外収縮 ... 70
- ㉕ 非伝導性上室期外収縮 ... 72
- ㉖ 危険な心室期外収縮　多源性心室期外収縮 ... 74
- ㉗ 危険な心室期外収縮　RonT型心室期外収縮 ... 76
- ㉘ 危険な心室期外収縮　心室期外収縮の連発 ... 78
- ㉙ 心室固有調律 ... 80

- ㉚ 心室頻拍 ... 82
- ㉛ 偽性心室頻拍（WPW症候群の心房細動） ... 84
- ㉜ 心室細動 ... 86
- ㉝ 無脈性電気活動 ... 88
- ㉞ 心静止 ... 90
- ㉟ 心筋梗塞 ... 92
- ㊱ 高カリウム血症 ... 94
- ㊲ 人工ペースメーカー ... 96
- ㊳ 人工ペースメーカーの異常　ペーシング不全 ... 98
- ㊴ 人工ペースメーカーの異常　センシング不全 ... 100

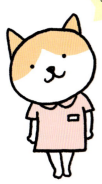

第2部の心電図は動画で確認ができます。各ページのQRコードを読み取ってみてね。

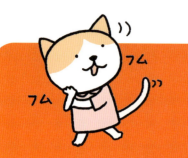

第3部
心電図判読にチャレンジ

問題1-28 104

- 解説1 洞徐脈 111
- 解説2 心房粗動 112
- 解説3 洞停止 113
- 解説4 Ⅱ度房室ブロック　ウエンケバッハ型 114
- 解説5 心房細動 115
- 解説6 心室期外収縮 116
- 解説7 上室期外収縮 117
- 解説8 Ⅱ度房室ブロック　モビッツⅡ型 118
- 解説9 心房細動 119
- 解説10 洞頻脈＋脚ブロック 120

- **解説11** 多源性心室期外収縮 ... 121
- **解説12** 間歇性脚ブロック ... 122
- **解説13** 洞調律から心房細動 ... 123
- **解説14** 洞徐脈＋非伝導性上室期外収縮＋心室内変行伝導を伴う上室期外収縮 ... 124
- **解説15** 右脚ブロック＋Ⅱ度房室ブロック モビッツⅡ型 ... 125
- **解説16** 非持続性心室頻拍 ... 126
- **解説17** 頻脈性心房細動 ... 127
- **解説18** 洞頻脈 ... 128
- **解説19** 心房粗動（2:1伝導）... 129
- **解説20** 洞調律から発作性上室頻拍 ... 130
- **解説21** 心房細動＋Ⅲ度房室ブロック（完全房室ブロック）... 131
- **解説22** 心室固有調律 ... 132
- **解説23** 右脚ブロック＋R on T型心室期外収縮 ... 133
- **解説24** 心室頻拍 ... 134
- **解説25** 高カリウム血症 ... 135
- **解説26** ST上昇（急性心筋梗塞）... 136
- **解説27** 心室細動 ... 137
- **解説28** 人工ペースメーカーのペーシング不全 ... 138

付録動画について

本書に関連する動画を以下の方法にてインターネット上で視聴することができます。

方法 1 **パソコンで視聴する**

以下のURLにアクセスし,該当項目をクリックすることで動画を視聴することができます。
URL: http://www.ishiyaku.co.jp/ebooks/236960/

［動作環境］
Windows 7 以上のInternet Explorer および Microsoft Edge 最新版
MacOS 10.8 以上のSafari 最新版

方法 2 **スマートフォン・タブレットで視聴する**

以下のQRコードからサイトにアクセスし,該当項目をクリックすることで動画を視聴することができます。

［動作環境］
Android 4.4 以上のChrome 最新版
iOS 8 以上のSafari 最新版
※フィーチャーフォン（ガラケー）には対応しておりません。

◆注意事項
お客様がご負担になる通信料金について十分にご理解のうえご利用をお願いします。
動画コンテンツを無断で複製・公に上映・公衆送信（送信可能化を含む）・翻訳・翻案することは法律により禁止されています。

◆お問い合わせ先
以下のお問い合わせフォームよりお願いいたします。
URL: https://www.ishiyaku.co.jp/ebooks/inquiry/

第 1 部
心電図のキホン

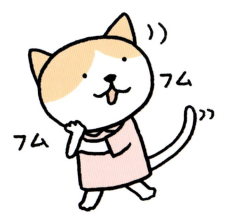

刺激伝導系

心筋には, 発生した電気刺激を心臓全体にすみやかに伝えるための特殊心筋があります。
この特殊心筋を刺激伝導系といいます。
刺激伝導系は, 洞結節, 房室結節, ヒス束, 脚（右脚・左脚）, プルキンエ線維からなります。

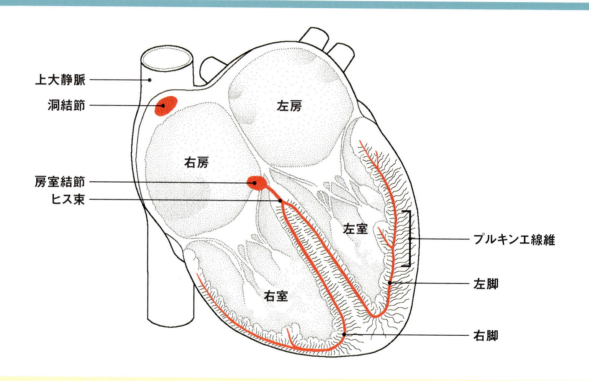

❶ 房室結節の役割の一例

心房細動では心房のいたるところで興奮が発生し, その頻度は350〜700/分です。
この刺激がそのまま心室に伝導されると高度の頻拍になりますが,
房室結節の遅い伝導と不応期のため心室の興奮頻度は抑制されています。

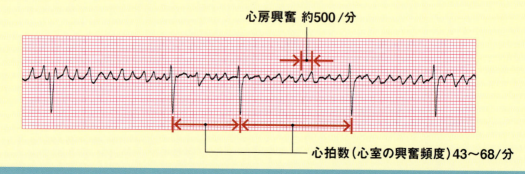

先輩,刺激伝導系について教えてください。

いいでしょう。刺激伝導系には,どのようなものがあるか知っていますか？

えっと確か……,**洞結節**,**房室結節**,**ヒス束**,**脚**,**プルキンエ線維**……でしたっけ。

そのとおり。
洞結節は,右房の上大静脈入口部に接して存在します。ここには交感神経や副交感神経が多く,これらの自律神経の緊張度の変化が心拍数に影響を与えています。

洞結節が右房にあるということは,心房は右房から興奮するってことですか？

いいところに気がつきましたね。まず右房が興奮し,続いて左房が興奮します。心房の興奮が房室結節に伝わります。房室結節は刺激伝導系の中で伝導速度がもっとも遅く,この遅い伝導と長い不応期によって,高頻度の心房の刺激が心室に入ることを防いでいます。➡ ❶

不応期ってなんですか？

心筋細胞には,いったん興奮すると,その後一定期間刺激に反応しない性質があります。この,心筋細胞が刺激に反応しない時間を不応期といいます。房室接合部の末梢側はそのまま連続的に細長い線維となり,ヒス束となります。ヒス束の興奮電位は体表の電極では記録できません。そのため,房室結節とヒス束をまとめて房室接合部ということもあります。

ヒス束の電位を記録する方法はあるんですか？

ヒス束電位は,心臓内に電極を入れて記録されます。

へぇー。

刺激は,ヒス束から脚へと伝導されます。脚には右脚と左脚があり,右脚は右室を支配し,左脚は左室を支配しています。脚にはプルキンエ線維がでており,プルキンエ線維に刺激が達すると,心室筋が興奮し収縮が起きます。

刺激の伝わり方と波形の成り立ち

洞結節より発生した刺激は心房に伝わり，心房を興奮（脱分極）させP波を形成します。さらに心房から房室結節，ヒス束，脚，プルキンエ線維へと伝わり，心室を興奮（脱分極）させQRS波を形成します。心室の興奮後，再分極が起こりT波を形成します。

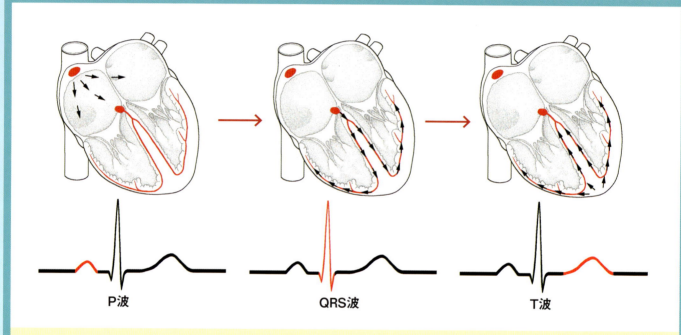

心電図波形の名称

心電図には以下に示す名称があります。

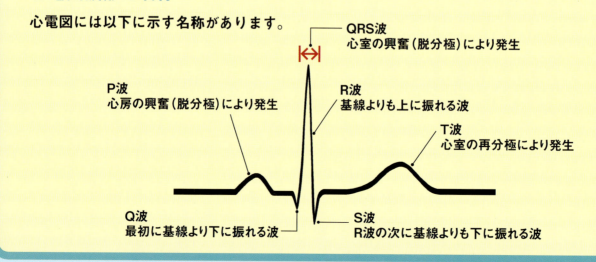

心電図波形について教えてください。

 ではまず，刺激の伝わり方と波形の成り立ちについて説明しましょう。洞結節より発生した刺激は心房に伝わり，心房を興奮させP波を形成します。この興奮を脱分極といいます。脱分極は放電と考えるとわかりやすいかもしれません。

 なるほど，放電ですね。

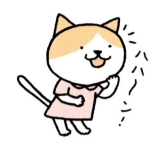

 さらに刺激が心室に伝わると，心室が脱分極しQRS波を形成します。心室の脱分極後，心室で再分極が起こりT波を形成されます。脱分極が放電であれば，再分極はいわば充電です。

 今度は充電ですね。心房は充電しないんですか？

 心房も脱分極後，再分極が起こります。その波形は，QRS波と重なり不明瞭なため，一般的には判読に用いられません。

 QRS波がよくわからないのです……。

 QRS波はQ波，R波，S波から成ります。Q波は，最初に基線より下に振れる波をいいます。R波は，基線よりも上に振れる波をいいます。S波は，R波の次に基線よりも下に振れる波をいいます。

モニター心電図波形と対応

 致死的不整脈
すぐに心肺蘇生が必要です。
まずは多くの人を呼び,ドクターコールをします。

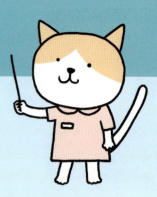

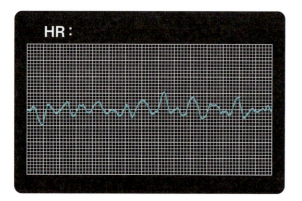

心室細動

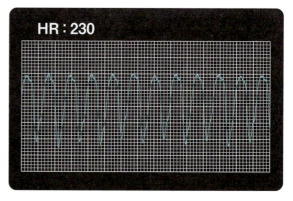

心室頻拍

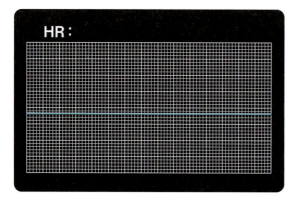

心静止

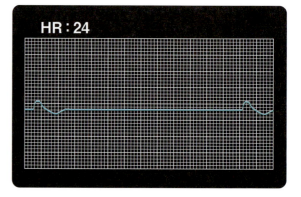

無脈性電気活動

ドクターコールが必要な心電図
医師の治療が必要，または指示を依頼する必要のある心電図。

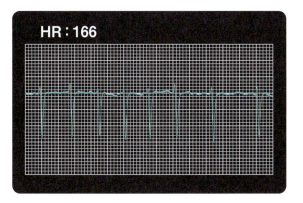
心房細動（頻脈, 徐脈）

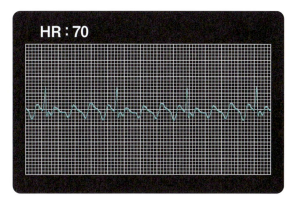
心房粗動

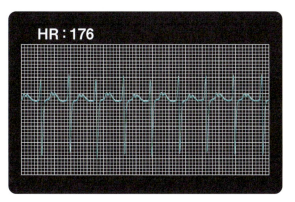
発作性上室頻拍

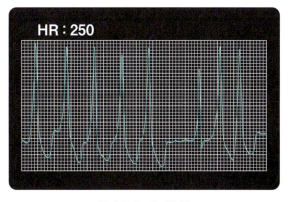
偽性心室頻拍

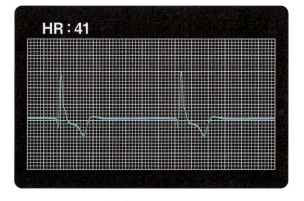
心室固有調律

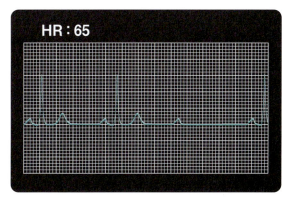
II度房室ブロック

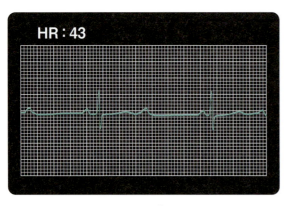

Ⅲ度房室ブロック

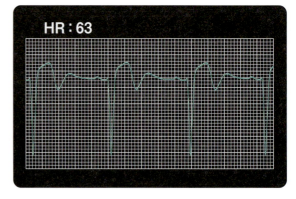

ST上昇（急性心筋梗塞）

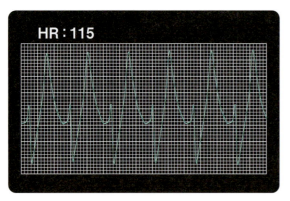

高カリウム血症

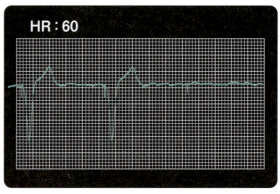

人工ペースメーカの異常（ペーシング不全）

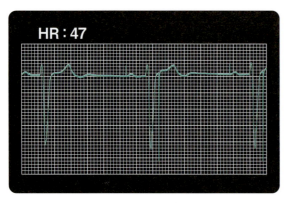

人工ペースメーカの異常（センシング不全）

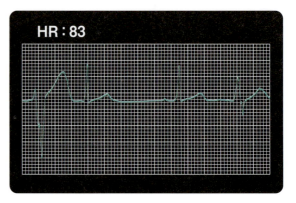

多源性心室期外収縮の多発

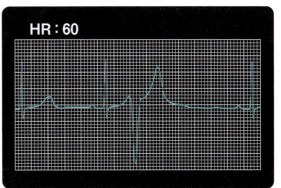

心室期外収縮の連発　　　　R on T型心室期外収縮

第1部　心電図のキホン

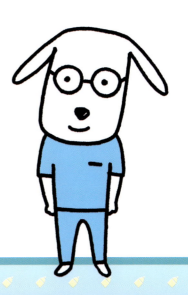

ケースバイケースの心電図
症状がなければ経過観察の心電図。

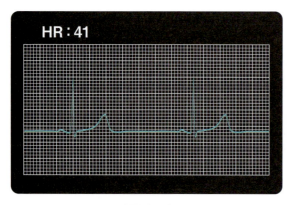
洞徐脈

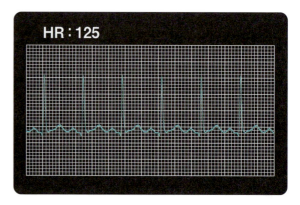
洞頻脈

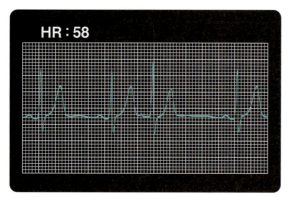
上室期外収縮

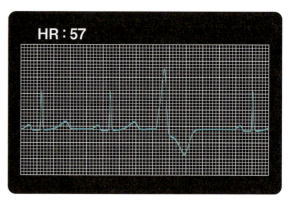
心室期外収縮

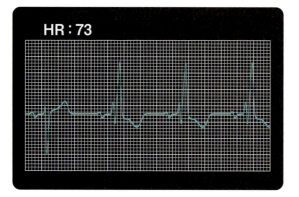
脚ブロック

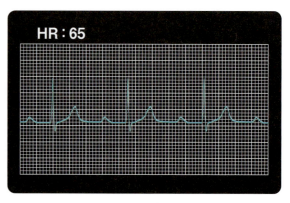
I度房室ブロック

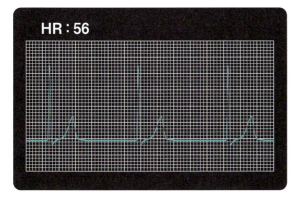
房室接合部調律

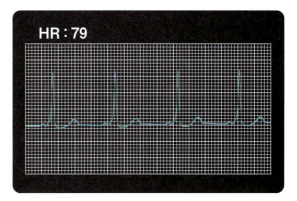
WPW症候群

MINI COLUMN "めげない"ことが大事

元気がないね。何かありましたか。

心電図波形に変化があったので先生を呼んだのですが，この程度の異常で呼ばないでくれと言われました。ショックです。

過剰反応は必ずしも悪いことではないですが，指摘や注意を受けたときは"めげない"ことが大事です。

えっ。なぜですか。

指摘や注意をうけたときはレベル向上のチャンスです。何がいけなかったのかを検証し次に生かすこと，自己のレベルを向上させることが大事です。めげている場合ではないのです。

はい。元気が出ました。もう一度心電図をみて勉強します。

心電図波形の読み方
（PQ時間）

図1 波形の名称

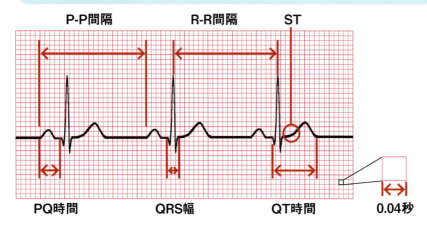

図2 PQ延長のみかた

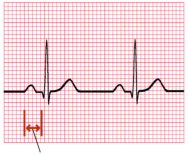

正常：5目盛りよりも短い

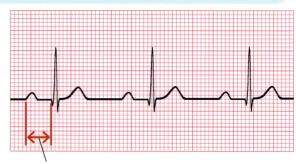

PQ延長：5目盛り（太い線から太い線）よりも長い

図3 PQ短縮のみかた

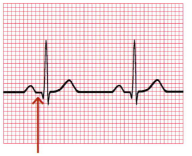

正常：P波とQRS波の間が開いている

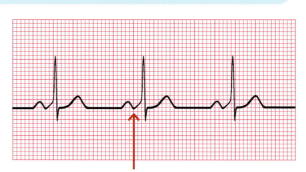

PQ短縮：P波が終わるとすぐQRS波が始まる

モニター心電図波形の読み方を教えてください。

心電図波形の名称と基準値は知っていますか。

……頑張って覚えます！

名称は覚えてください（図1）。でも，基準値は必ずしも覚えなくてもよいです。

えっ，覚えなくてもよいのですか？

例えば，PQ時間（PQ間隔ともいう）では，基準値が0.12秒～0.20秒です。心電図の目盛りの小さな1マス（1目盛り）が0.04秒です。P波の始まりからQRS波の始まりまでが5目盛りの場合，PQ時間は0.20秒です。モニターを見て目盛りを数えるのは大変ですね。

すごく大変です……。どうするんですか？

目盛りは5目盛りごとに線が太くなっています。太い線から次の太い線までが0.20秒です。PQ時間が5目盛以上に延長しているかを感覚的に読み取る訓練をします。PQ間隔は延長しているか否かが重要で，何秒延長したかは重要ではありません。

読み取る訓練ですか。どうすればよいですか？

心電図波形をみて，P波の始まりからQRS波の始まりまでが5目盛りを越しているかを瞬時に判断します。次に，じっくり波形を見て正しい判断かを確認します。これを繰り返して行えば，瞬時にPQ時間の延長の判断できるようになります（図2）。

はい。頑張ります！
PQ時間の短縮はどうしますか。

WPW症候群でPQ時間が短縮します。P波が終わると同時にQRS波が始まります（図3）。これを見れば，PQ時間は短縮していることがすぐにわかります。

なるほど。目盛りを数えなくてもよいわけですね。

心電図波形の読み方
(P波, QRS波)

図1 洞徐脈
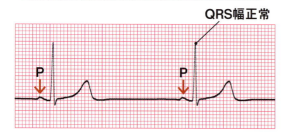
QRS幅正常
P　P

図2 房室接合部調律
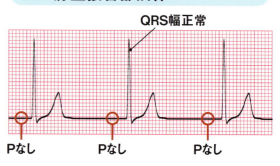
QRS幅正常
Pなし　Pなし　Pなし

図3 心房期外収縮　変行伝導
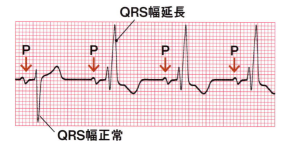
QRS幅延長
P　P　P　P　P
QRS幅正常

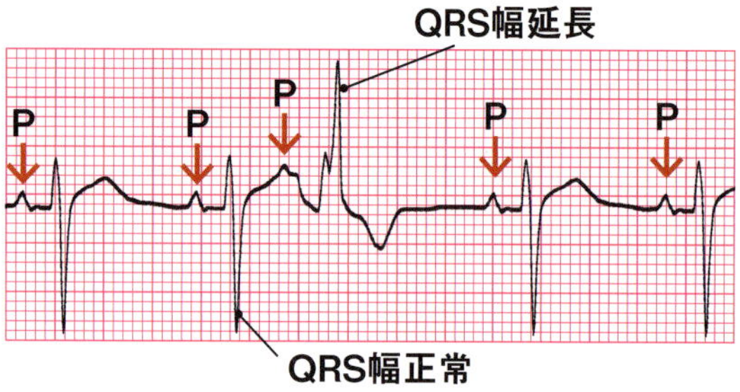

図4 心室期外収縮
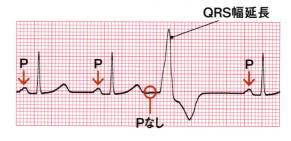
QRS幅延長
P　P　P
Pなし

図5 脚ブロック
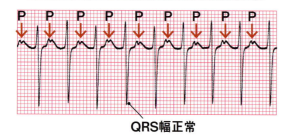
QRS幅延長
P　P　P　P
QRS幅正常

図6 心室固有調律
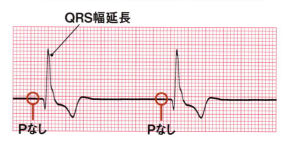
QRS幅延長
Pなし　Pなし

図7 発作性上室頻拍
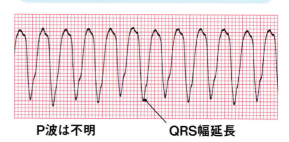
P P P P P P P P P P
QRS幅正常

図8 心室頻拍

P波は不明　QRS幅延長

モニターでP波，QRS波はどのように判読したらよいですか？

標準12誘導では，P幅やP波高などを判読しますが，モニターでは難しいです。モニター心電図では，P波があるか，ないかが重要です。

P幅やP波高の基準値を覚えなくてもいいですね！

覚えてもいいのですよ……。
心電図を判読するときは「P波を追え」と言われます。
P波を見つけることがとても重要です。

QRS波はどうでしょうか？

モニター心電図でQRS波高を判読することはほとんどありません。QRS幅は0.06〜0.10秒が基準値ですが，目盛りを数えて判読することは困難です。

QRS幅の判読は，どうすればよいですか？

波形のパターンで判読します。
図1，2，7は正常，図3，4，5，6，8は幅広いQRS波です。

幅広いQRS波ですね。わかります。

幅広いQRS波の判読はとても重要です。心室起源の波形（図4，6，8）ではQRS幅が延長します。上室からの刺激では，脚ブロック（図5）や心室内変行伝導（図3）でQRS幅が延長します。

心電図波形の読み方
(ST, T波)

図1 ST低下

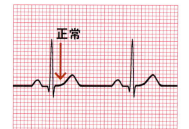
正常

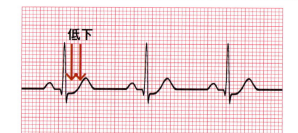
低下

図2 ST上昇

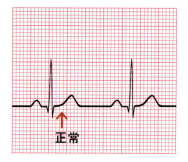
正常

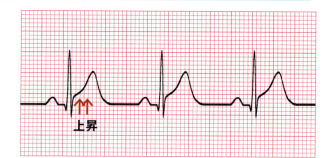
上昇

図3 テント状T波

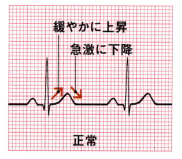
緩やかに上昇
急激に下降
正常

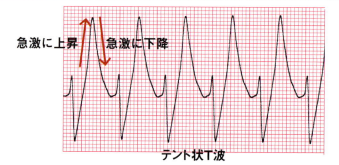
急激に上昇　急激に下降
テント状T波

図4 QT時間延長

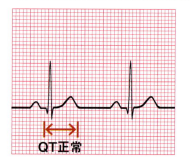
QT正常

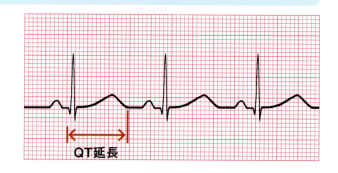
QT延長

ST部分，T波の判読の仕方を教えてください。

 STの異常にはST低下とST上昇があります。
モニター心電図でST変化を判読することは必ずしも容易ではありません。
特にST低下は難しいです（図1）。
ST上昇は，急性心筋梗塞の所見でもあり，
明らかなST上昇は判読しないといけません（図2）。

 ST部分の判読は難しいのですね。

 心電図の基線はT波からP波の間です。こことST部分を比べることが大事です。

 T波はどう判読したらよいでしょう？

 まず正常のT波の形状を覚えましょう。
正常のT波は緩やかに上昇して急激に下降します。
T波の異常でテント状T波があります。テント状T波では急激に上昇して急激に下降し，
尖鋭で二等辺三角形のような形になります（図3）。

 なるほど。

 QRS波の始まりからT波の終わりまでをQT時間といいます（図4）。
QT時間は心拍数により影響されますが，
基準値は0.40秒以内で，10目盛り以上で延長が疑われます。
電解質異常や抗不整脈剤の服用などにより，
QT時間が延長することがあるので注意が必要です。

第2部
心電図波形・読み方のコツ

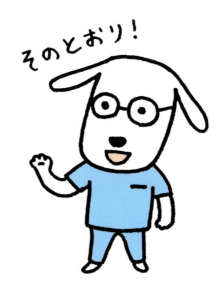

1 洞頻脈

心拍数が100/分以上を頻脈といいます。洞頻脈とは、洞結節からの刺激発生頻度が増加し、心拍数が100/分以上となったものをいいます。

洞頻脈の心電図所見

- 心拍数100/分以上
- P波は明瞭なことが多い
- P波とQRS波が1対に出現
- P-P間隔、R-R間隔は規則正しい
- QRS幅は正常範囲内

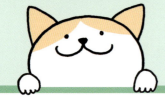

【図1】洞頻脈

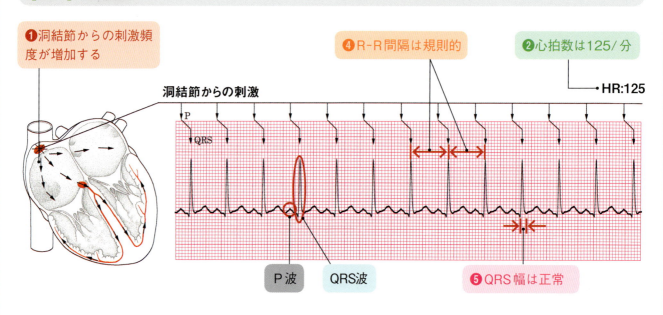

❶ 洞結節からの刺激頻度が増加する
❷ 心拍数は125/分
❸ P波とQRS波が1対で出現
❹ R-R間隔は規則的
❺ QRS幅は正常

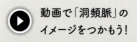
動画で「洞頻脈」のイメージをつかもう!

洞頻脈の心電図を教えてください。

図1で説明しましょう。
洞頻脈では，洞結節の刺激発生頻度が増加し頻脈になります。➡ ❶
図1の心拍数はいくつかな？

心拍数は「HR:125」と表示されているので125/分ですね。➡ ❷

そのとおり。心拍数は100/分以上であり頻脈です。
P波とQRS波が1対で出現しています。➡ ❸

R-R間隔は規則的です。➡ ❹

QRS幅は正常です。➡ ❺
これは洞調律の頻脈で，洞頻脈です。
洞頻脈は心拍数が100〜150/分の範囲にあることが多いです。

洞調律ではQRS幅が広くなることはありますか？

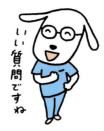

洞調律であっても，脚ブロックがあればQRS幅が広くなります（P58参照）。
また，WPW症候群でもQRS幅が広くなります（P50参照）。

どんなときに洞頻脈になるんですか？

洞頻脈の原因には，生理的なものと病的なものがあります。生理的なものには，運動，精神的興奮，不安などがあります。病的なものには，貧血，低酸素，甲状腺機能亢進症，心不全，薬剤の影響などです。

ふむふむ。洞頻脈で注意することはありますか？

一般的には経過観察です。しかし，動悸などの症状がある場合は医師に報告しましょう。急性心筋梗塞の初期で交感神経緊張状態が生じていると，洞頻脈が出現することがあるので注意しましょう。

2 洞徐脈

心拍数が60/分未満（50/分未満とすることもある）を徐脈といいます。洞徐脈とは，洞結節の刺激発生頻度が低下したために心拍数が減少した状態です。

洞徐脈の心電図所見

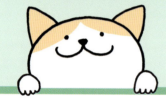

- 心拍数60/分（または50/分）未満
- 正常なP波
- P波に続きQRS波がある
- P-P間隔，R-R間隔は長いが規則正しい
- QRS幅は正常

【図1】洞徐脈

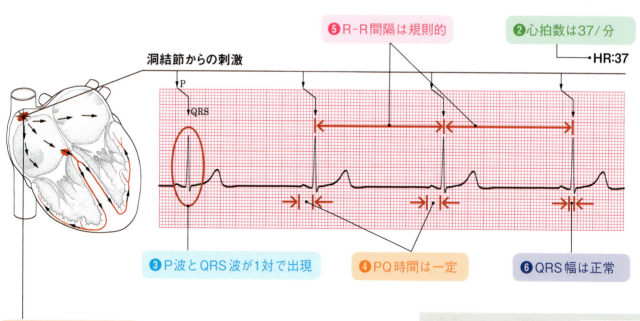

❶ 洞結節の発生頻度が低下する
❷ 心拍数は37/分
❸ P波とQRS波が1対で出現
❹ PQ時間は一定
❺ R-R間隔は規則的
❻ QRS幅は正常

動画で「洞徐脈」のイメージをつかもう！

洞徐脈の心電図を教えてください。

図1で説明しましょう。
洞徐脈では，洞結節の刺激発生頻度が低下し徐脈になります。➡ ❶
臨床的には心拍数が50/分未満で洞徐脈とすることが多いです。
図1の心電図の心拍数はいくつかな？

心拍数は37/分です。➡ ❷

そのとおり。徐脈ですね。
P波とQRS波が1対で出現しています。➡ ❸

PQ時間は一定です。➡ ❹

R-R間隔は規則的です。➡ ❺

洞結節からの刺激では心室伝導が順序良く行われ，QRS幅は正常です。➡ ❻
これは洞調律の徐脈で，洞徐脈です。

洞徐脈が起こる原因にはどのようなものがありますか？

生理的なものと病的なものがあります。生理的なものには，迷走神経刺激，スポーツマン心臓，高齢者などがあります。病的なものには，甲状腺機能低下，洞不全症候群，薬剤の影響などがあります。

洞徐脈で注意することはありますか？

一般的には経過観察です。しかし，めまいや意識消失などの症状がある場合には医師に報告します。著しい洞徐脈のとき，アダムス-ストークス発作（心拍の著しい低下や心拍停止などの不整脈によって脳への血流が一時的に減少または停止し，脳が低酸素状態になることから生じる意識障害）が生じることがあります。

3 洞房ブロック

洞房ブロックとは，洞結節の刺激発生は保たれているものの，洞結節と心房の伝導が障害され，洞結節から心房に刺激が伝導されない状態です。

洞房ブロックの心電図所見

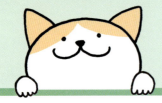

- P-P間隔（R-R間隔）が延長する
- 延長したP-P間隔は，前後のP-P間隔の整数倍になる

【図1】洞房ブロック

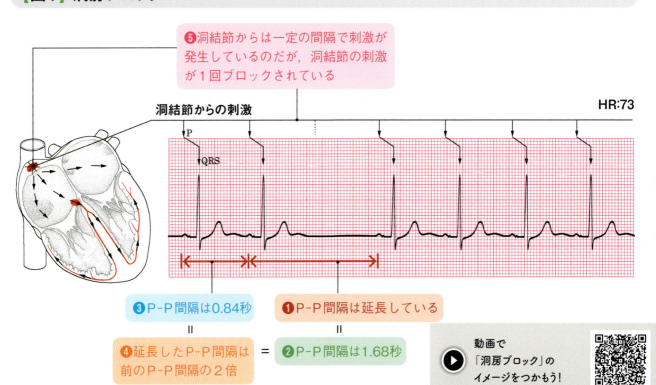

❺洞結節からは一定の間隔で刺激が発生しているのだが，洞結節の刺激が1回ブロックされている

❸ P-P間隔は0.84秒
＝
❹ 延長したP-P間隔は前のP-P間隔の2倍

❶ P-P間隔は延長している
＝
❷ P-P間隔は1.68秒

動画で「洞房ブロック」のイメージをつかもう！

洞房ブロックの心電図を教えてください。

 図1の波形で，異常はわかりますか。

 2拍目と3拍目のP-P間隔が長いです。 ➡ ❶

 そうだね。P-P間隔は何秒かな。

 P-P間隔は1.68秒です。 ➡ ❷

 では1拍目と2拍目のP-P間隔は何秒ですか。

 0.84秒です。 ➡ ❸

 2拍目と3拍目のP-P間隔は延長し，1拍目と2拍目のP-P間隔の2倍になっていますね。 ➡ ❹

 これは，洞結節からは一定の間隔で刺激が発生しているが，洞結節の刺激が1回ブロックされたことを示しています。 ➡ ❺
これを洞房ブロックといいます。

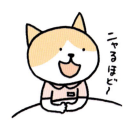

 洞結節の刺激が2回連続してブロックされると延長したP-P間隔は前後のP-P間隔の3倍になるよ。

4 洞停止

洞停止とは、洞結節からの刺激発生が一時的に停止した状態です。一般的に3秒以上の停止をいいます。

洞停止の心電図所見

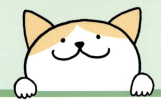

- P-P間隔の延長
- 延長したP-P間隔が前後のP-P間隔の整数倍にならない

【図1】洞停止

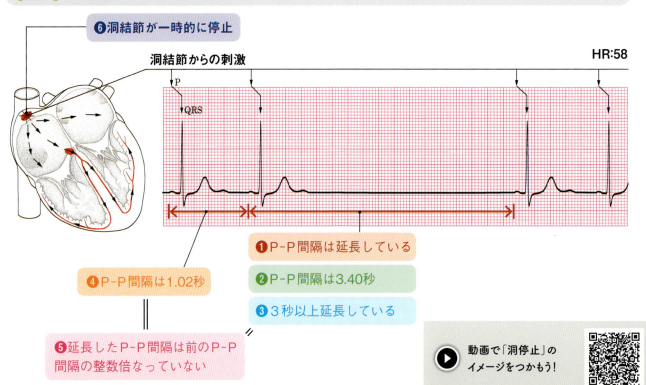

HR:58

❻洞結節が一時的に停止

洞結節からの刺激

❹P-P間隔は1.02秒
=
❺延長したP-P間隔は前のP-P間隔の整数倍なっていない

❶P-P間隔は延長している
❷P-P間隔は3.40秒
❸3秒以上延長している

動画で「洞停止」のイメージをつかもう！

洞停止の心電図を教えてください。

 図1の波形で，異常はわかりますか。

 2拍目と3拍目のP-P間隔が長いです。➡ ❶

 そうだね。P-P間隔は何秒かな。

 P-P間隔は3.40秒です。➡ ❷

 3秒以上延長しているね。➡ ❸
では1拍目と2拍目のP-P間隔は何秒ですか。

 1.02秒です。➡ ❹

 2拍目と3拍目のP-P間隔は延長していますが，1拍目と2拍目のP-P間隔の整数倍になっていませんね。➡ ❺
したがって，洞房ブロックではありません。

 洞結節からの刺激発生が一時的に停止した状態で，洞停止です。➡ ❻
洞停止の場合，次のP波の出現がアット・ランダムなため，延長したP-P間隔は，その前後のP-P間隔の整数倍にならないことが多いのです。

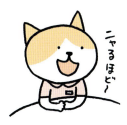

 洞停止で注意することはありますか？

 洞停止で補充収縮（P44参照）が起こらず，心停止が数秒以上続き，これによる症状を伴う場合は治療が必要となります。症状としては，めまいや失神などです。
また，心筋梗塞の下壁・右室梗塞では洞停止や洞房ブロック，洞徐脈などの徐脈性不整脈の合併を認めることが多いといわれています。

⑤ 心房細動

心房細動とは,心房に多数のリエントリまたは興奮発生部位が生じることにより発生する不整脈です。心房全体の規則正しい興奮が失われ,まさに心房が細動する状態となります。

心房細動の心電図所見

- P波がなく細動波(f波)を認める
- R-R間隔が全く不規則

【図1】心房細動

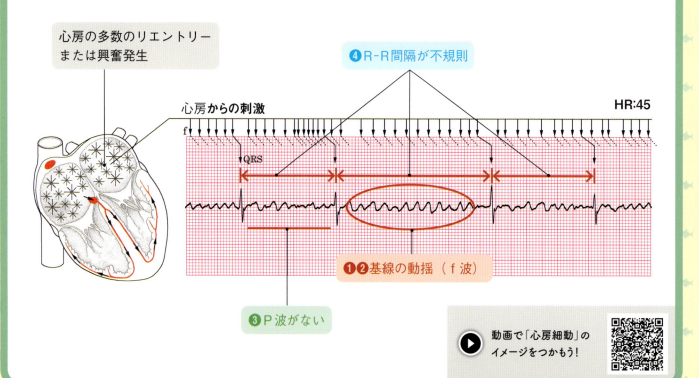

- 心房の多数のリエントリーまたは興奮発生
- ❹ R-R間隔が不規則
- 心房からの刺激
- ❶❷ 基線の動揺(f波)
- ❸ P波がない
- HR:45

動画で「心房細動」のイメージをつかもう!

心房細動の心電図を教えてください。

 図1の心電図波形で気がつくところはありますか。

 基線が揺れています！ ➡ ❶

 心房細動では心房全体の規則正しい興奮が失われ、心房筋が細かく震える状態となり、この心房電位は基線の動揺、すなわち細動波（f波）として記録されます。 ➡ ❷

 心房の正常な興奮はないためP波は存在しません。 ➡ ❸

 あと、R-R間隔が不規則です。 ➡ ❹

 f波は350/分以上になります。これらの電気的興奮が房室結節に殺到すると、その大部分がブロックされ一部の刺激が心室に伝わります。しかし、f波を規則正しく間引いて伝導させることはできないため、心室の興奮は不均等となり、R-R間隔は全く不規則となります。心房細動は絶対性不整脈と称されます。

 以前、心房細動でf波がよくわからない波形がありました。

 モニター心電図に用いられるCM₅誘導（V₅誘導に似る）では、f波が小さく認識できないことがあります。NASA誘導（V₁誘導に似る）ではf波が大きく記録されることが多いです。f波が確認できなくても、P波がなく、R-R間隔が全く不規則であれば心房細動と診断できます。

【図2】モニター心電図に用いられる誘導

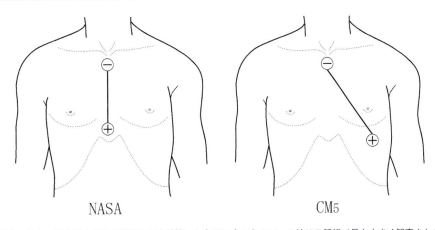

NASA　　　　CM5

正常洞調律の場合、洞結節から出た興奮は房室結節へと左下に向かうので、P波はⅡ誘導で最も大きく観察される。f波はベクトルが一定しない波形の集合のため、Ⅱ誘導ではなく、右心房に近い誘導であるV₁で最も大きく記録される。モニター心電図として用いられるCM₅誘導（V₅誘導に似る）ではほとんどf波が認識されないことも多い。この場合、12誘導心電図で確認する。一方、モニター心電図ではNASA誘導（V₁誘導に似る）ではっきりしたf波が記録される。

6 心房粗動

心房粗動は，心房内を大きく回るリエントリによるものと考えられています。心房興奮は心電図上，規則正しい心房電位として記録され，その興奮頻度は約250〜350/分です。

心房粗動の心電図所見

- P波を認めない
- 規則的なノコギリ歯状の粗動波（F波）を認める
- R-R間隔が規則的（しかし，房室伝導比が変化するときは不規則）

【図1】心房粗動

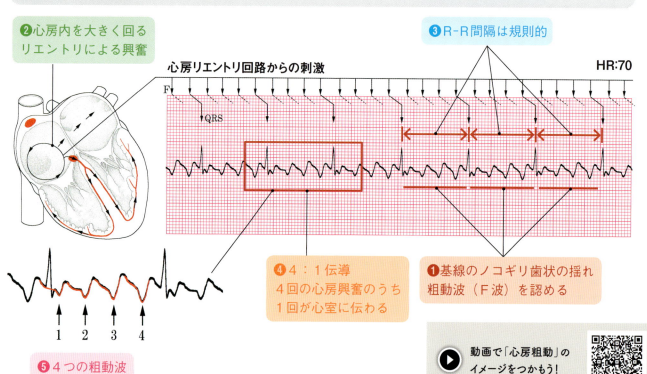

❷心房内を大きく回るリエントリによる興奮
❸R-R間隔は規則的
❹4：1伝導　4回の心房興奮のうち1回が心室に伝わる
❶基線のノコギリ歯状の揺れ　粗動波（F波）を認める
❺4つの粗動波

動画で「心房粗動」のイメージをつかもう！

心房粗動の心電図を教えてください。

 図1の心電図で気がつくところはありますか。

 基線が大きく揺れています！➡ ❶

 心房粗動は，心房内を大きく回るリエントリによる興奮で発生します。➡ ❷
心房粗動のリエントリの興奮は通常，反時計方向に旋回します。粗動波はⅡ，Ⅲ，aVF 誘導で最も明瞭に陰性波として認められます。モニター心電図で粗動波が不明瞭な場合は12誘導心電図で確認してください。
心房の正常な興奮は存在しないためP波は認めません。

 R-R間隔は規則的ですね。➡ ❸

 4回の心房興奮のうち1回が心室に伝わっているので4：1伝導です。➡ ❹
伝導比が変われば，R-R間隔も変わります。

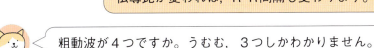 粗動波が4つですか。うむむ，3つしかわかりません。

 粗動波の1つはQRS波に重なってわかりにくいですね。➡ ❺のように陰性の粗動波が4つあります。

 心房粗動で注意することはありますか。

 心房粗動は治療を要する不整脈です。低血圧やうっ血性心不全に注意しましょう。また，心房粗動の治療目的でジギタリス剤やβ-遮断剤が使用されているときは，完全房室ブロックなどに進展することがあるため，心電図モニターによる観察が大切です。

 心房粗動で房室伝導比が2：1の場合には，粗動波の同定が困難で一見，発作性上室頻拍（P52参照）のようにみえます。
心房粗動が1：1伝導すると心室拍数はF波周期と等しい頻拍となり，多くの場合，心室内変行伝導（P70参照）を呈し，心室頻拍（P82参照）様になります。

  「心房粗動2：1伝導」について動画でもっと詳しく見てみよう！

7 Ⅰ度房室ブロック

Ⅰ度房室ブロックは，房室伝導の遅延によりPQ時間が延長した状態で，全てのP波がその後にQRSを伴うものをいいます。

Ⅰ度房室ブロックの心電図所見

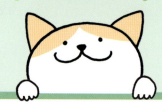

- PQ時間が延長（PQ時間が5目盛り〈0.2秒〉よりも長い）
- 全てのP波はQRS波と1対で出現
- QRS波の形状は正常

【図1】Ⅰ度房室ブロック

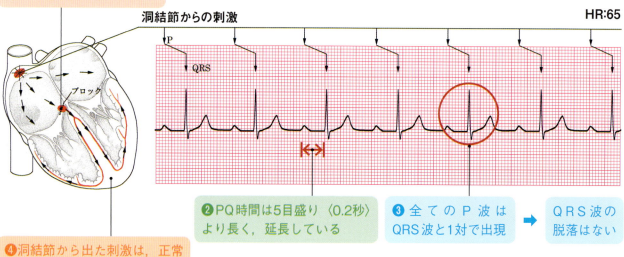

❶ 房室接合部でブロックがあり房室伝導が遅延する

洞結節からの刺激　HR:65

❷ PQ時間は5目盛り〈0.2秒〉より長く，延長している

❸ 全てのP波はQRS波と1対で出現 → QRS波の脱落はない

❹ 洞結節から出た刺激は，正常の刺激伝導系の順路を通り心室を伝導するため，正常のQRS波が形成される

動画で「Ⅰ度房室ブロック」のイメージをつかもう！

Ⅰ度房室ブロックの心電図所見を教えてください。

図1の心電図で説明しましょう。
Ⅰ度房室ブロックでは房室接合部のブロックにより房室伝導が遅延します。➡ ❶

房室伝導の遅延はPQ時間が延長することで判定します。P波の始まりからQRS波の始まりまでが5目盛り〈0.2秒〉よりも長いとPQ時間延長です。➡ ❷

P波の後には必ずQRS波が続き，全てのP波とQRS波が1対で出現していることも特徴の1つです。➡ ❸

QRS波の脱落がないということですね。

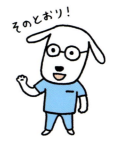

QRS波は変形しないのですか？

洞結節から出た刺激は心房を興奮させP波を形成した後，房室接合部で伝導遅延に合いますが，刺激は心室刺激伝導経路に伝達され心室を興奮させるため，正常のQRS波（洞調律と同じQRS波）が形成されます。➡ ❹

なるほど。
Ⅰ度房室ブロックを見たとき，注意することはありますか？

一般的には経過観察ですが，右冠動脈が房室結節動脈に血液を供給しているため，右冠動脈閉塞による心筋梗塞では房室ブロック（Ⅰ度〜Ⅲ度）になることがあります。正常波形から急にⅠ度房室ブロックに変化したときには注意が必要です。

8 Ⅱ度房室ブロック
ウエンケバッハ型

Ⅱ度房室ブロックは，心房興奮の心室への伝導が間欠的に脱落（QRS波の脱落）する状態です。ウエンケバッハ型とモビッツⅡ型に分類されます。ウエンケバッハ型は，PQ時間が徐々に延長した後，QRS波が欠落するものをいいます。QRS波の脱落後は再びPQ時間が元の長さになり，同じ周期的変化を繰り返します。

Ⅱ度房室ブロック ウエンケバッハ型の心電図所見

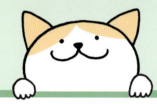

- 正常のP波が規則的に出現する
- PQ時間が徐々に延長
- 間欠的にQRS波が欠落する

【図1】ウエンケバッハ型房室ブロック

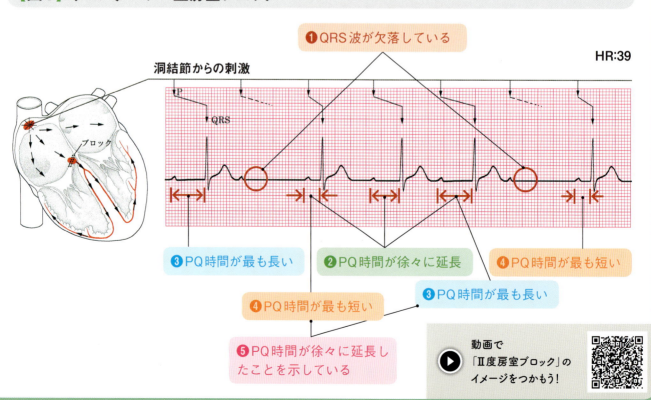

HR:39

❶ QRS波が欠落している
❷ PQ時間が徐々に延長
❸ PQ時間が最も長い
❹ PQ時間が最も短い
❺ PQ時間が徐々に延長したことを示している

動画で「Ⅱ度房室ブロック」のイメージをつかもう！

Ⅱ度房室ブロックの心電図所見を教えてください。

図1の心電図で説明しましょう。
Ⅱ度房室ブロックは，P波の次のQRS波が間欠的に脱落します。→ ❶

ウエンケバッハ型とモビッツⅡ型に分類されるので，まずウエンケバッハ型から説明しますね。
ウエンケバッハ型では，房室ブロックによりPQ時間が徐々に延長します。→ ❷
QRS波の脱落後は再びPQ時間は元の長さとなりQRS波を伴い，周期的変化を繰り返します。

PQ時間が徐々に延長するのですね。PQ時間をひとつひとつ測定するのは大変そうですね……。その差が微妙なことはありませんか？

PQ時間をひとつひとつ見るのではなく，最も長いPQ時間と最も短いPQ時間を比べれば，一目で判定できます。ウエンケバッハ型では，QRS波が脱落したP波の前のPQ時間は最も長くなります。→ ❸

QRS波脱落後のPQ時間が最も短くなります。→ ❹

この2つのPQ時間を比べれば徐々に延長したことがわかります。→ ❺

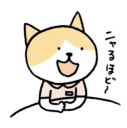

対応はどうすればよいですか？

病的意義が少ないことが多いですが，器質的病変によるものは，Ⅲ度房室ブロックに進展することもあるので，医師に報告しましょう。

9 Ⅱ度房室ブロック
モビッツⅡ型

モビッツⅡ型は，PQ時間の変動を伴わずに突然QRS波の脱落をきたす房室ブロックです。

Ⅱ度房室ブロック モビッツⅡ型の心電図所見

- 正常のP波が規則的に出現する
- PQ時間は一定
- 間欠的にQRS波が欠落する

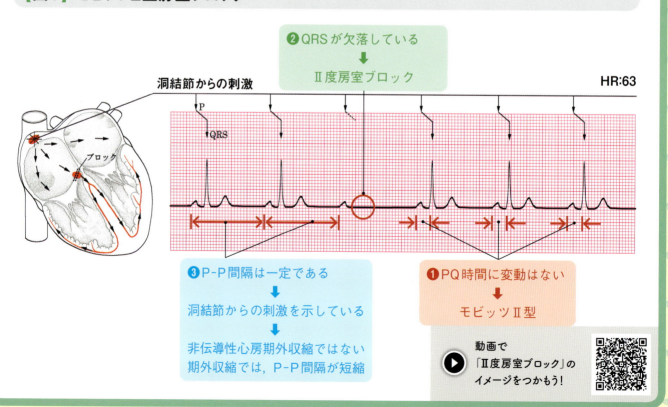

【図1】モビッツⅡ型房室ブロック

❷ QRSが欠落している
→ Ⅱ度房室ブロック

HR:63

洞結節からの刺激

❸ P-P間隔は一定である
→ 洞結節からの刺激を示している
→ 非伝導性心房期外収縮ではない
　期外収縮では，P-P間隔が短縮

❶ PQ時間に変動はない
→ モビッツⅡ型

動画で「Ⅱ度房室ブロック」のイメージをつかもう！

モビッツⅡ型のⅡ度房室ブロックの心電図所見を教えてください。

図1の心電図で説明しましょう。
モビッツⅡ型は，PQ時間の変動を伴いません。➡ ❶
ここが，PQ時間が徐々に延長するウエンケバッハ型と異なるところです。

したがって，突然QRS波が脱落します。➡ ❷

PQ時間は延長しないのですか？

QRS波の脱落を伴わない心拍のPQ時間は，正常のことも延長していることもあります。

判読で気をつけることはありますか？

モビッツⅡ型と鑑別しなければならないものに非伝導性心房期外収縮があります。
　非伝導性心房期外収縮は，心房から刺激が出た早期収縮なのでP-P間隔が短縮します（P72参照）。
一方，モビッツⅡ型は洞結節からの刺激によるP波なのでP-P間隔は一定です。➡ ❸

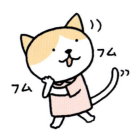

対応はどうすればよいですか？

モビッツⅡ型はウエンケバッハ型に比べ，その頻度は非常に少ないですが，悪い予後を伴っていることが多いとされています。Ⅲ度房室ブロックに進展することもあるので，医師に報告しましょう。

10 Ⅱ度房室ブロック
2:1房室ブロック

Ⅱ度房室ブロックのうち、房室伝導が2:1の場合は2:1房室ブロックと呼びます。この場合、ウエンケバッハ型とモビッツⅡ型の区別は困難です。

2:1房室ブロックの心電図所見

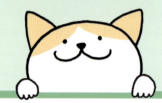

- P波は一定の間隔で出現
- P波の1つおきにQRS波が脱落する
- 伝導されているPQ時間は一定

【図1】2:1房室ブロック

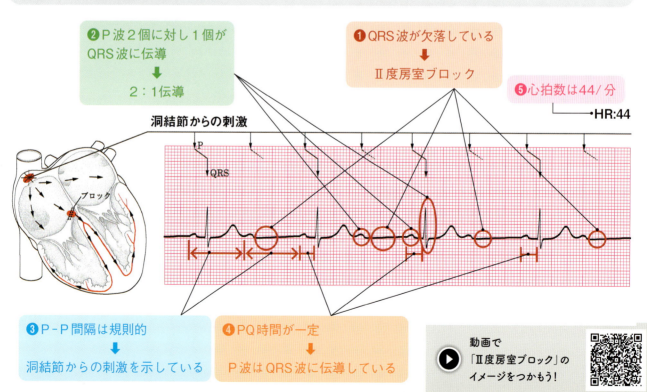

❶ QRS波が欠落している
→ Ⅱ度房室ブロック

❷ P波2個に対し1個がQRS波に伝導
→ 2:1伝導

❸ P-P間隔は規則的
→ 洞結節からの刺激を示している

❹ PQ時間が一定
→ P波はQRS波に伝導している

❺ 心拍数は44/分

HR:44

動画で「Ⅱ度房室ブロック」のイメージをつかもう!

図1の心電図をみて気がつくことはありますか？

 P波の後にQRS波が脱落しているところがあります。 ➡ ❶
あとは……, うーん, よくわかりません。

まず, QRS波が脱落しているP波と, P波の後にQRS波があるものが交互に出現しています。つまり, P波2つに対し1個がQRS波に伝導しています。 ➡ ❷

P波の出現（P-P間隔）は規則的で, 洞結節からの刺激によるP波です。 ➡ ❸

QRS波に伝導しているP波のPQ時間は一定です。 ➡ ❹
PQ時間が一定であることは, P波はQRS波に伝導していることを示しています。
もし, PQ時間が不規則であればⅢ度房室ブロックが考えられます。

 ウエンケバッハ型とモビッツⅡ型の鑑別はどこで判断するんですか？

P波とQRS波が伝導した波形が2つ以上続かないと, ウエンケバッハ型とモビッツⅡ型の鑑別はできません。
そのため, P波2個に対し1個がQRS波に伝導しているものを2：1房室ブロックと呼び, 特殊なタイプとして独立して扱われる場合が多いです。

 対応はどうすればよいですか？

2：1房室ブロックは徐脈になります。

 本当だ, 心拍数は44/分ですね。 ➡ ❺

そうです。
徐脈であることと, Ⅲ度房室ブロックに進展することもあるので, 医師に報告しましょう。

11 Ⅲ度房室ブロック
（完全房室ブロック）

Ⅲ度房室ブロックは完全房室ブロックともいいます。Ⅲ度房室ブロックとは，心房から心室への刺激伝導が全く途絶している状態です。心房と心室の興奮がお互い全く無関係に起きています。心室の興奮は房室接合部下部あるいは心室からの補充調律になります。

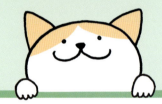

Ⅲ度房室ブロックの心電図所見

- QRS波が脱落したP波を認める
- PQ時間は不規則（P波とQRS波は無関係に出現）
- P波は一定の間隔で出現
- QRS波は一定の間隔で出現
- P-P間隔よりもR-R間隔のほうが長い

【図1】Ⅲ度房室ブロック

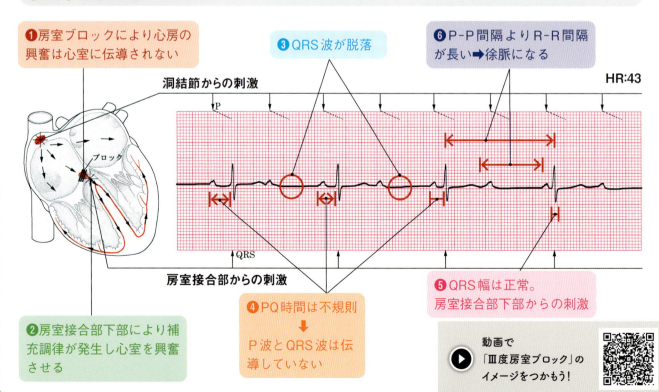

❶ 房室ブロックにより心房の興奮は心室に伝導されない

❷ 房室接合部下部により補充調律が発生し心室を興奮させる

❸ QRS波が脱落

❹ PQ時間は不規則 → P波とQRS波は伝導していない

❺ QRS幅は正常。房室接合部下部からの刺激

❻ P-P間隔よりR-R間隔が長い → 徐脈になる

HR:43

動画で「Ⅲ度房室ブロック」のイメージをつかもう！

Ⅲ度房室ブロックの心電図所見を教えてください。

図1の心電図で説明しましょう。
Ⅲ度房室ブロックでは，洞結節からの刺激は心房を興奮させP波を形成しますが，房室ブロックにより心室に伝導されません。➡ ❶

心房からの刺激が心室に伝導されないため，房室接合部下部（または心室）から補充調律（P48参照）が発生し心室を興奮させQRS波を形成します。➡ ❷

心電図はどのように見ていけばよいですか？

まず，P波に注目します。
QRS波が脱落したP波を認めます。➡ ❸

P波の後にQRS波がある波形のPQ時間は不規則です。➡ ❹
これは，P波とQRS波が伝導していないことを示しています。

P波とQRS波が伝導していないのでⅢ度房室ブロックですね。

そうです。P波とQRS波はそれぞれ独立して出現しています。
QRS幅は正常なので，房室接合部下部からの刺激でQRS波が形成されています。➡ ❺

心室からの刺激でQRS波が形成されるとどうなりますか？

QRS幅は広くなります。
刺激伝導系のなかで洞結節の刺激発生頻度は最も多く，房室結節，心室と末梢になるにつれ刺激発生頻度は少なくなります。つまり，P-P間隔に対しR-R間隔は長くなります。
➡ ❻

対応はどうすればよいですか？

Ⅲ度房室ブロックでは，徐脈になるため人工ペースメーカーの適応となります。ドクターコールしましょう。

12 発作性房室ブロック

Ⅱ度房室ブロック（またはⅠ度房室ブロック）からⅢ度房室ブロックへの移行期には，下位のペースメーカの自動能が十分高まっていないことがあり，突然，房室伝導が途絶した際には，長い心室停止をきたす場合があります。このような心電図変化は発作性房室ブロックと呼ばれます。

発作性房室ブロックの心電図所見

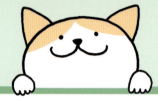

- Ⅱ度房室ブロック（またはⅠ度房室ブロック）所見から
- 突如心室停止を呈する

【図1】発作性房室ブロック

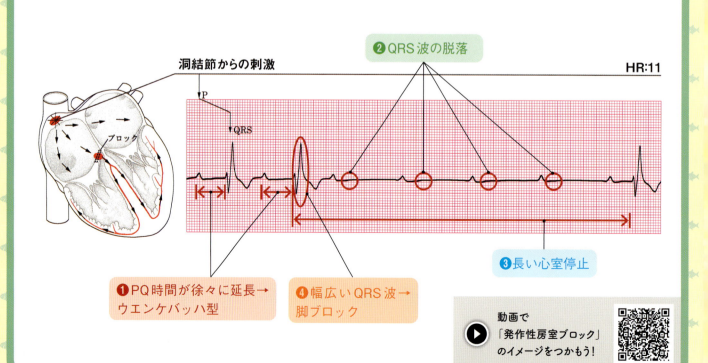

❶ PQ時間が徐々に延長→ウエンケバッハ型
❷ QRS波の脱落
❸ 長い心室停止
❹ 幅広いQRS波→脚ブロック

動画で「発作性房室ブロック」のイメージをつかもう！

発作性房室ブロックの心電図について教えてください。

 Ⅱ度房室ブロックからⅢ度房室ブロックへ移行するとき，房室結節以下の自動能（P44参照）が十分高まっていないことがあります。この場合，突然，房室伝導が途絶すると，心室の興奮ができず，長い心室停止（QRS波が出ていない状態）をきたすことがあります。このような心電図変化は発作性房室ブロックと呼ばれています。

 心電図波形はどのようになりますか？

 図1の波形では，1拍目，2拍目のPQ時間は徐々に延長しています。➡ ❶
ウエンケバッハ型です。

 QRS波の脱落したP波が4つ続きます。➡ ❷

 2拍目から3拍目の間はP波のみで心室停止になっています。➡ ❸

 どうして心室停止になるのですか？

 房室ブロックにより心房の興奮が心室に伝導されなくなると，下位中枢から補充調律が発生します。しかし，突然，心室へ伝導が途絶した際，下位の自動能が十分高まっていないと補充調律を発生できないため，心室は興奮できず心室停止になります。

 QRS波は幅が広いですね。➡ ❹

 QRS波の幅が広いのは，脚ブロックのためです（P58参照）。

 発作性房室ブロックの対応はどうすればよいですか？

 長い心室停止になると，アダムス-ストークス発作や心臓突然死の原因となります。発作性房室ブロックを見たときは，ドクターコールしましょう。

13 補充収縮

洞結節が刺激を出さなくなってしまったときに，下位中枢である房室接合部（房室結節・ヒス束），プルキンエ線維（心室）が洞結節の代わりに刺激を出し，心臓の収縮を補おうとする生体の防御機能があります。この生体の防御機能として起こる収縮を補充収縮といいます。補充収縮には，房室接合部補充収縮と心室補充収縮があります。補充収縮が2つ以上連続して出現したものを補充調律といいます。

補充収縮の心電図所見

- QRS波は予想される次の出現位置よりも遅れて出現する
- QRS波に先行するP波は認めない
- またはQRS波の前か後ろにP波を認める
- 房室接合部補充収縮のQRS波は洞調律とほぼ同じ形
- 心室補充収縮のQRS波は幅広いQRS波

【図1】刺激伝導系の自動能と刺激発生頻度

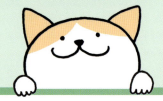

- 洞結節の刺激発生頻度　60〜99/分
- 房室接合部の刺激発生頻度　40〜60/分
- 心室の刺激発生頻度　30〜40/分

【図2】房室接合部からの刺激発生におけるP波パターン

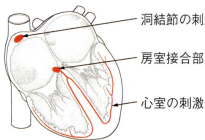
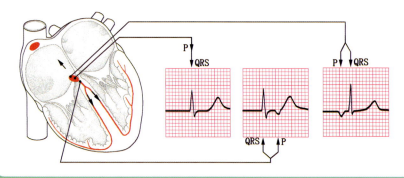

補充収縮の心電図所見について教えてください。

洞停止，洞房ブロック，房室ブロックなどで長い間，心房からの刺激が出なくなると，心臓の収縮を補うために下位中枢から刺激が出ます。これを補充収縮といいます。

洞結節以外からも刺激が出るのですか？

自ら電気的に興奮するの能力を自動能といいます。洞結節の他に，房室結節や心室にも自動能があり一定の間隔で刺激を出すことができます。

でも，正常では，房室結節や心室から刺激が出ていませんよね。

そうですね。
正常では洞結節から刺激が発生します。その理由は，洞結節からの刺激発生頻度が1分間に60〜99回であり，房室接合部や心室に比べ最も速いからです。➡【図1】
房室接合部や心室は，刺激を出す準備が調う前に洞結節からの刺激で興奮し刺激を出すことができません。したがって，発生頻度が最も多い洞結節が心臓のリズムを支配しています。

なるほど。洞結節から長い間，刺激が出ない場合に房室接合部から刺激が出ることになるのですね。

房室接合部から発生した刺激は，心房と心室に向かいP波，QRS波を形成します。P波とQRS波の関係は，心房と心室に到着する時間差によって図2の3つのパターンが考えられます。房室接合部から発生した刺激の心室内伝導経路は，洞結節からの伝導経路と同じであり，QRS波は正常の形となります。

心室補充収縮はどのようになりますか？

心室からの刺激発生頻度は房室接合部よりもさらに少ないので，心室補充収縮が発生することは少ないです。心室から発生した刺激の心室内伝導経路は，洞結節からの伝導経路と異なり，QRS波は変形し幅は広くなります。

【図3】房室接合部補充収縮

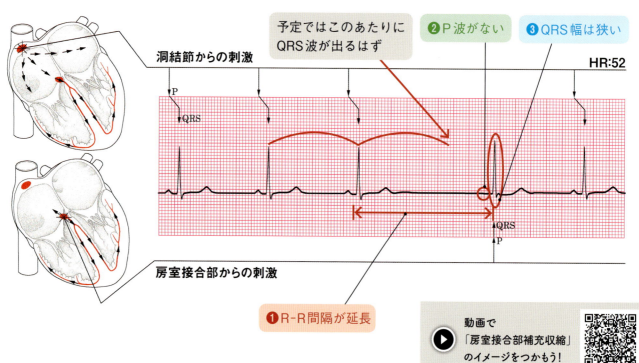

【図4】心室補充収縮

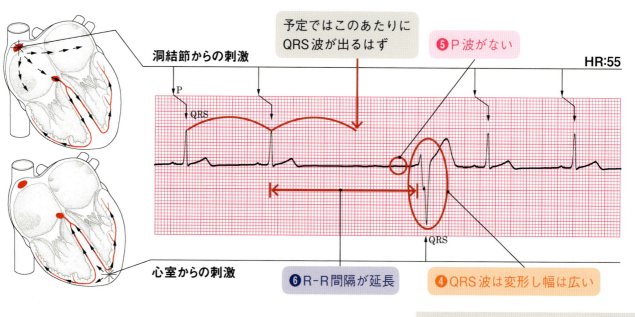

図3の心電図をみて気がつくところはありますか。

 3拍目と4拍目のR-R間隔が延長しています。➡ ❶

 そうですね。R-R間隔が延長していますね。R-R間隔が延長している場合，後ろのQRS波（4拍目のQRS波）に注目します。
4拍目のQRS波にP波がありません。➡ ❷
したがって，4拍目は洞結節からの刺激によるものではありません。

 4拍目のQRS波の幅は狭いです。➡ ❸
これは，房室接合部からの刺激によることを示しています。
したがって，房室接合部補充収縮です。

 では図4の心電図をみて気がつくところはありますか。

 3拍目のQRS波は変形し，QRS幅は広いです。➡ ❹

 P波は見られません。➡ ❺
心室期外収縮でしょうか。

 R-R間隔はどうなっていますか。

 2拍目と3拍目のR-R間隔が延長しています。➡ ❻
心室補充収縮です。

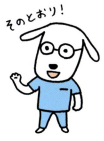

 補充収縮ではどのように対応すればよいですか。

 補充収縮は大切な代償機能なので，補充収縮自体は問題ありません。
補充収縮が出る原因となった不整脈の対応となります。

14 房室接合部調律

洞徐脈や洞停止,洞房ブロックなどの理由で,房室結節に伝わる刺激頻度が減少すると,下位から刺激が発生し補充調律となります。通常は房室接合部が調律を刻むようになり,心拍数が60/分未満の場合,これを房室接合部調律といいます。心拍数が60/分以上から100/分未満の場合は,促進性房室接合部調律といいます。

房室接合部調律の心電図所見

- QRS波に先行するP波がない,または,QRS波の近傍にP波が出現
- QRS波が規則正しく出現
- QRS幅は正常
- 心拍数は60/分未満

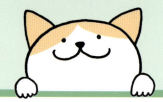

【図1】房室接合部調律

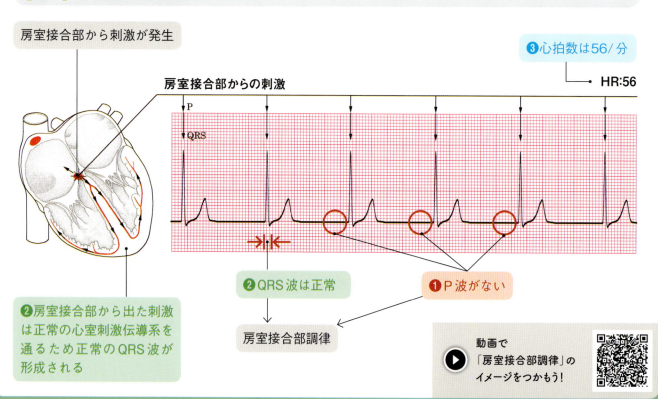

房室接合部から刺激が発生

房室接合部からの刺激

❸ 心拍数は56/分 → HR:56

❷ QRS波は正常

❶ P波がない

房室接合部調律

❷ 房室接合部から出た刺激は正常の心室刺激伝導系を通るため正常のQRS波が形成される

動画で「房室接合部調律」のイメージをつかもう!

房室接合部調律の心電図を教えてください。

 通常は洞結節から刺激が出て心房・心室を興奮させます。この刺激頻度が減少すると，房室接合部から刺激が発生することがあります。これを房室接合部調律といいます。図1の心電図で気がつくところはありますか。

 P波が見えません。➡ ❶

 そのとおり。QRS波に先行するP波がありませんね。P波のないQRS波が連続して出現しています。
房室接合部調律ではP波のないQRS波が連続して出現します。
または，QRS波の前にP波を認めるもの，QRS波の後にP波を認めるものもあります。

 いろいろなパターンがあるんですね。

 房室接合部から刺激が出た場合のP波のパターンには3パターンあります（P44参照）。

 QRS波に異常は出ないのですか。

 房室接合部から出た刺激は，正常の心室刺激伝導系を通るため，正常のQRS波が形成されます。➡ ❷

 心拍数は56/分です。➡ ❸
心拍数が60/分未満なので，房室接合部調律です。

 対応はどうすればよいですか？

 一般的には経過観察です。

15 WPW症候群

WPW症候群では,心房と心室の間にケント束と呼ばれる副伝導路があり,房室結節を経由した正常の興奮よりも早く,副伝導路を経由した刺激により心室の興奮が始まります。

WPW症候群の心電図所見

- PQ時間が短縮する
- デルタ波が存在する
- QRS幅が延長する
- 間欠的に出現することがある

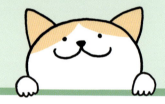

【図1】WPW症候群

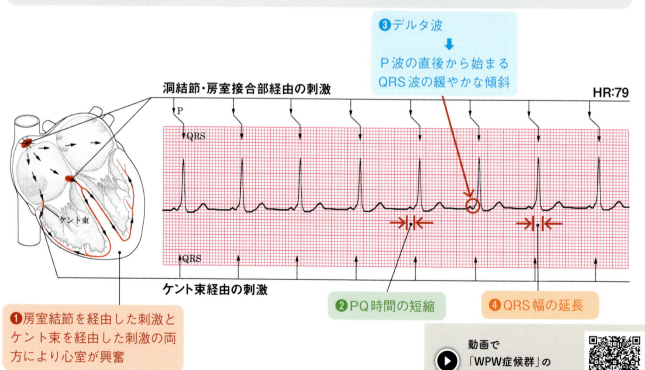

❸デルタ波
↓
P波の直後から始まるQRS波の緩やかな傾斜

洞結節・房室接合部経由の刺激
ケント束経由の刺激

❶房室結節を経由した刺激とケント束を経由した刺激の両方により心室が興奮

❷PQ時間の短縮

❹QRS幅の延長

動画で「WPW症候群」のイメージをつかもう!

WPW症候群の心電図を教えてください。

図1の心電図で説明しましょう。
WPW症候群では，心房と心室の間にケント束が存在し，房室結節を経由した正常の刺激と，ケント束を経由した刺激の両方により心室が興奮します。➡ ❶

ケント束は房室結節よりも伝導速度が速いため，心室興奮が早く始まり，PQ時間が短縮します。➡ ❷

PQ時間の基準値は……，うーん，思い出せません。

PQ時間の基準値を忘れても大丈夫です。
図1の心電図では，P波が終わった直後にQRS波が始まっています。これを見れば，PQ時間は短縮していることがすぐにわかります。

なるほど，波形で判断するのですね！

ケント束を通って早く心室興奮が始まることで，デルタ波が形成されます。

デルタ波とはどんな波ですか？

P波の直後から始まるQRS波の緩やかな傾斜で，⊿の形に似ています。➡ ❸

デルタ波があるためにQRS波の幅は延長します。➡ ❹

対応はどうすればよいですか？

一般的には経過観察です。
WPW症候群の診断がされていない場合は，医師に報告しましょう。

16 発作性上室頻拍

発作性上室頻拍とは心房,房室結節,副伝導路(ケント束)が関与する頻拍の総称です。上室頻拍が発作的に生じることを繰り返すため,発作性の名称がつけられました。

発作性上室頻拍の心電図所見

- 心拍数は140～200/分のことが多い
- P波は確認できないことが多いが,QRS波の直後からT波に重なって認められることがある
- R-R間隔は一定
- QRS波の形は正常

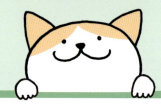

【図1】リエントリの種類

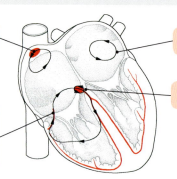

- 洞結節を含む心房内リエントリ
- 心房内リエントリ
- 房室接合部リエントリ

❶房室結節とケント束のリエントリ
房室結節→心室→ケント束→
心房→房室結節→心室→

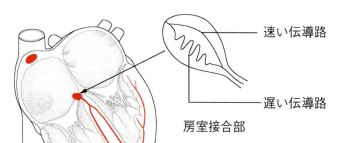

速い伝導路
遅い伝導路
房室接合部

❷房室接合部リエントリ
速い伝導路→遅い伝導路→速い伝導路→

発作性上室頻拍の心電図を教えてください。

発作性上室頻拍は心房や房室結節の自動能が亢進して刺激が連続して早く出るものと，リエントリによって頻拍になるものがあり，リエントリによるものが多いです。

リエントリですか。難しいですね。

リエントリとは刺激が旋回して早い興奮を生みだします。リエントリの種類には，洞結節を含む心房内リエントリ，心房内リエントリ，房室接合部リエントリ，房室結節とケント束のリエントリがあります。➡【図１】

いろいろあるのですね。房室結節とケント束のリエントリは，房室結節を通った刺激がケント束を通って心房に入り再び房室結節を通って旋回するのですね。➡ ❶

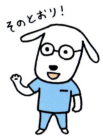

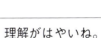
理解がはやいね。

でも，そのほかはよくわからないです。

房室接合部リエントリは，房室接合部に速い伝導路と遅い伝導路があると，速い伝導路から遅い伝導路に入り，再び速い伝導路を通って旋回することになります。➡ ❷

２つ伝導路があるわけですね。なるほど。

リエントリでは刺激がクルクル回り心房と心室に多くの命令が伝わり，早いときには１分間に200回になることもあります。

【図2】発作性上室頻拍

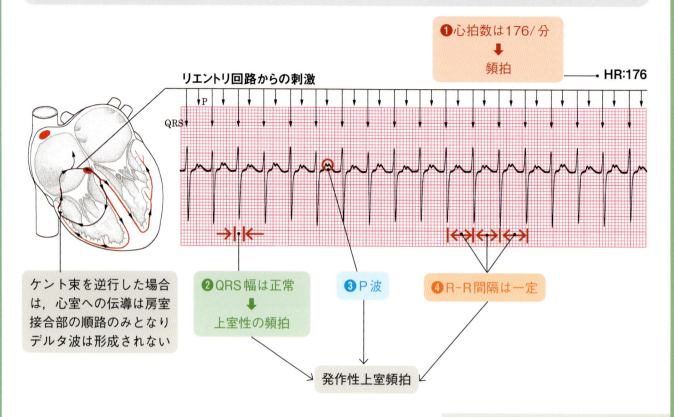

❶心拍数は176/分 → 頻拍　HR:176

ケント束を逆行した場合は，心室への伝導は房室接合部の順路のみとなりデルタ波は形成されない

❷QRS幅は正常 → 上室性の頻拍

❸P波

❹R-R間隔は一定

発作性上室頻拍

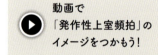
動画で「発作性上室頻拍」のイメージをつかもう！

【図3】心房細動（頻拍性）

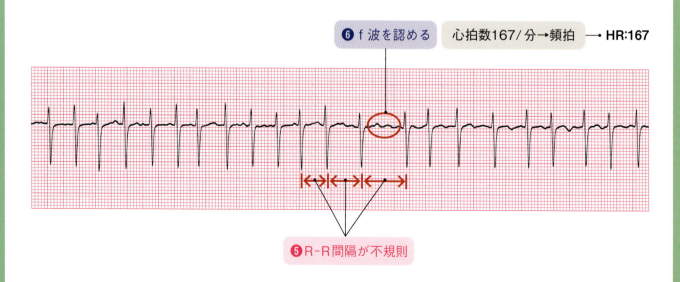

❻f波を認める　心拍数167/分→頻拍　HR:167

❺R-R間隔が不規則

図2の心電図をみて気がつくことはありますか。

頻拍ですね。心拍数は176/分です。➡ ❶

そうですね。頻拍です。
QRS幅が正常なので上室性の頻拍です。➡ ❷

P波はT波に重なっています。➡ ❸
したがって，発作性上室頻拍が疑われます。

P波が確認できない場合はどうするのですか？

上室性の頻拍には，頻拍性の心房細動や2：1伝導の心房粗動があります。
R-R間隔が一定なので心房細動ではありません。➡ ❹
F波がないので心房粗動ではありません。したがって発作性上室頻拍です。

心房細動でも頻拍になることがあるのですね。

図3を見てみましょう。頻拍性の心房細動です。
R-R間隔が不規則です。➡ ❺

R-R間隔が長いところでは細動波（f波）が見えます。➡ ❻

発作性上室頻拍で気をつけることはありますか？

発作性上室頻拍は心室頻拍のように重篤になることは少ないですが，動悸を訴えることが多いです。
発作性上室頻拍を発見したときはドクターコールしましょう。

17 洞不全症候群

洞不全症候群は，慢性の高度洞結節機能低下による不整脈が発生している状態をさしています。洞房ブロックや洞停止などを伴う場合や，発作性心房細動・心房粗動や発作性上室頻拍などを伴う例もあります。徐脈性不整脈と上室性の頻拍性不整脈が合併する場合を徐脈頻脈症候群といいます。

洞不全症候群の心電図所見

Ⅰ 持続性の徐脈（心拍数50/分以下）

Ⅱ 洞房ブロックまたは洞停止

Ⅲ ⅠまたはⅡに発作性心房細動・心房粗動や発作性上室頻拍の合併

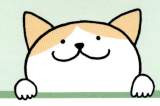

【図1】徐脈頻脈症候群

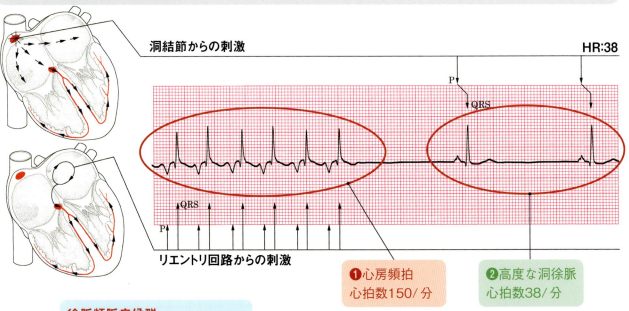

❶ 心房頻拍 心拍数150/分
❷ 高度な洞徐脈 心拍数38/分

徐脈頻脈症候群
心房が高頻度に興奮した後に一過性の高度な洞徐脈が生じる

動画で「洞不全症候群」のイメージをつかもう！

洞不全症候群の心電図を教えてください。

洞不全症候群は，洞結節の機能異常により，徐脈や頻脈をきたす上室性の不整脈が発生している状態をいいます。心拍出量が低下するために，めまいや失神などの症状が出現することがあります。またペースメーカの適応となることもあります。洞不全症候群は表1のように分類されます。

洞停止や洞房ブロックもあるのですね。

P-P間隔が5秒程度のびるとペースメーカの適応も考えられるので最長のP-P間隔を記録しましょう。

図1の心電図で気がつくところはありますか。

前半は頻拍で後半は徐脈です。

そう。前半は発作性上室頻拍で ➡ ❶

後半は高度な洞徐脈です。 ➡ ❷

これは徐脈頻脈症候群です。
発作性心房細動や発作性上室頻拍などにより，心房が高頻度に興奮した後に，一過性の洞停止や高度な洞徐脈が生じます。

どのように対応すればよいですか？

症状があれば医師に連絡します。症状がなくても治療が必要な場合もあるので，医師に報告しましょう。

表1　ルビンスタイン（Rubenstein）の洞不全症候群分類

Ⅰ型	特定の原因のない持続性洞徐脈（心拍数50/分以下）
Ⅱ型	洞停止または洞房ブロックの存在するもの
Ⅲ型	Ⅰ型またはⅡ型の所見があり，発作性上室頻拍や発作性心房細動，心房粗動を伴うもの

18 脚ブロック

心室内刺激伝導系は房室結節からヒス束を経て右脚,左脚に分かれ,それぞれ右室,左室へと分布しています。この脚の興奮伝導が障害されたものを脚ブロックといいます。右脚の興奮伝導が障害されたものを右脚ブロック,左脚の興奮伝導が障害されたものを左脚ブロックといいます。

脚ブロックの心電図所見

- QRS幅の延長(0.12秒以上)
- QRS波に先行するP波を認める
- R-R間隔は一定
- 右脚ブロック:V_1誘導で幅広いR波,V_5誘導で幅広いS波
- 左脚ブロック:V_1誘導で幅広いS波,V_5誘導で幅広いR波

【図1】脚ブロック

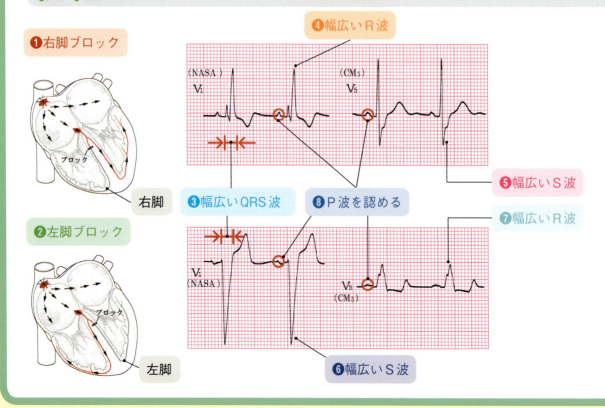

脚ブロックの心電図について教えてください。

脚ブロックは，刺激の道である脚を刺激が通れない状態で，右脚を刺激が通れない状態 ➡ ❶ を右脚ブロックといいます。

左脚を通れない状態 ➡ ❷ を左脚ブロックといいます。

脚ブロックには，右脚ブロックと左脚ブロックがあるのですね。

脚ブロックでは片方の脚，つまり刺激が通る道の片方が通行止めの状態です。したがって，通行可能な片方の道を通った後に迂回して刺激が心室に広がります。そのため時間がかかり幅広いQRS波になります。➡ ❸

刺激が心室全体に行き届くのに時間がかかるためQRS波が幅広くなるのですね。

そうです。通行止めが右脚か左脚かによって波形が異なります。

標準12誘導では，右脚ブロックはV₁誘導で幅広いR波 ➡ ❹

V₅誘導で幅広いS波 ➡ ❺ となります。

左脚ブロックではV₁誘導で幅広いS波 ➡ ❻

V₅誘導で幅広いR波 ❼ になります。

モニター心電図ではNASA誘導がV₁誘導に近い波形となり，CM₅誘導がV₅誘導に近い波形になります。

幅広いQRS波は他にもあると思いますが，どこで見分けますか？

脚ブロックは心房・房室結節経由の刺激が右脚または左脚で通行止めにあいます。したがって，QRS波の前にP波が存在します。❽

19 間歇性脚ブロック

一過性に脚の伝導が障害され,正常QRS波から脚ブロックパターン(幅広いQRS波)を示すことがあります。これを間歇性脚ブロックといいます。間歇性脚ブロックには,間歇性右脚ブロックと間歇性左脚ブロックがあります。

間歇性脚ブロックの心電図所見

- 正常QRS波から幅広いQRS波に(または幅広いQRS波から正常QRS波に)
- QRS波に先行するP波を認める

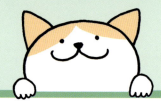

【図1】間歇性脚ブロック

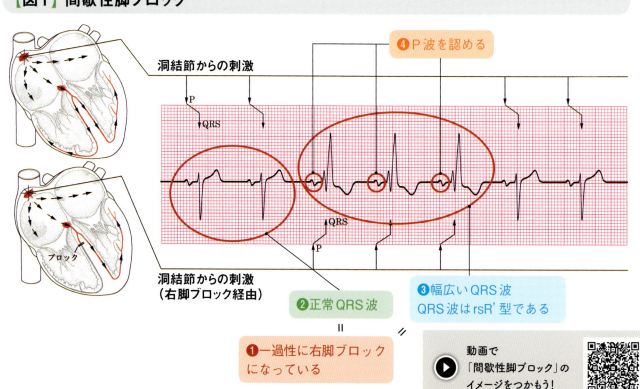

- ❶ 一過性に右脚ブロックになっている
- ❷ 正常QRS波
- ❸ 幅広いQRS波 QRS波はrsR'型である
- ❹ P波を認める

動画で「間歇性脚ブロック」のイメージをつかもう！

間歇性脚ブロックとはどういうものですか？

図1で説明しましょう。
間歇性脚ブロックは，**一過性に脚ブロックになっている状態**➡ ❶ です。

正常QRS波 ➡ ❷ から

幅広いQRS波 ➡ ❸ に変化したり，

幅広いQRS波から正常のQRS波に変化したりします。非持続性心室頻拍（P78参照）や心室固有調律（P80参照）などと間違えないようにしなければなりません。

どうやって見分ければよいですか？

間歇性脚ブロックは，**幅広いQRS波の前にP波があります。**➡ ❹
一方，心室頻拍や心室固有調律では幅広いQRS波の前にP波がありません。

幅広いQRS波の前にP波があるかないかで見分けるのですね。

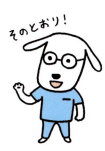

脚ブロックはどのような疾患で認められますか？

虚血性心疾患や高血圧性心疾患など，あらゆる型の疾患で認められますが，基礎疾患が明らかでない場合もあります。

対応はどうすればよいですか？

脚ブロックは一般的には経過観察です。
脚ブロックにⅠ度あるいはⅡ度房室ブロックが合併していると，完全房室ブロックに移行する可能性があるので注意しましょう。

20 期外収縮

期外収縮とは、洞調律による刺激よりも早期に、洞結節以外の部分が起源となって興奮を起こすものをいいます。期外収縮は、興奮の発生部位により上室期外収縮と心室期外収縮に分けられます。上室期外収縮は心房由来のものと房室接合部由来のものがあります。心房から発生したものを心房期外収縮、房室接合部から発生したものを房室接合部期外収縮といいます。

期外収縮の心電図所見

- 洞調律のR-R間隔から予想される次の出現位置よりも早くQRS波が出現する
- 上室期外収縮はP64参照
- 心室期外収縮はP66参照

【図1】期外収縮の発生部位と名称

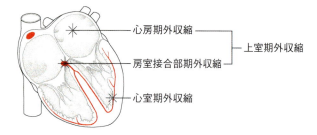

【図2】期外収縮の刺激の伝わり方

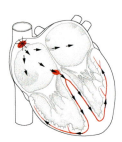 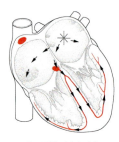 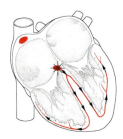 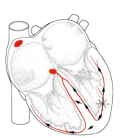

正常（洞調律）　　心房期外収縮　　房室接合部期外収縮　　心室期外収縮

期外収縮の心電図所見について教えてください。

期外収縮は早期収縮で、正常の調律で予定されている位置よりも早期に出現します。期外収縮は発生部位によって3つに分類されます（図1）。

心房期外収縮，房室接合部期外収縮，心室期外収縮の3つですね。

そうです。心房期外収縮と房室接合部期外収縮は一般的に心室内の伝導経路は正常でQRS波は正常です。一方，心室期外収縮は心室内伝導経路が異なり，QRS波は変形し幅は広くなります（図2）。

心室期外収縮と他の2つの期外収縮とは鑑別できそうです。心房期外収縮と房室接合部期外収縮との鑑別はどこでしますか？

モニター心電図で，心房期外収縮と房室接合部期外収縮を鑑別することは難しいです。心房期外収縮と房室接合部期外収縮をまとめて上室期外収縮とよびます（図1）。

なるほど。

期外収縮が上室性か心室性かの鑑別が大事です。まず，上室期外収縮と心室期外収縮を勉強しましょう。
期外収縮が単発の場合は，血行動態は保持されており基礎疾患に心疾患がなければ問題になりません。しかし，なかには危険な期外収縮もありますから，危険な期外収縮についても勉強しましょう。

危険な期外収縮は，習得しておきたいです！

上室期外収縮と心室期外収縮の鑑別が難しいことがあります。期外収縮の最後に説明しましょう。

む，難しい話もあるのですね。

鑑別に悩んだときは，悪い方を考えて行動したら良いですよ。この場合，上室期外収縮よりも心室期外収縮が悪いです。簡単でしょう。どうして鑑別が難しい波形なのかを勉強することは楽しいですよ。

はい。頑張ります。

21 上室期外収縮

上室期外収縮は，心房または房室接合部から発生した早期収縮です。上室期外収縮のなかには，心室内変行伝導を伴う（P68，70参照）ことがあり，心室期外収縮との鑑別が困難なことがあります。

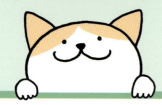

上室期外収縮の心電図所見

- 予想される周期よりも早期にQRS波が出現しR-R間隔が短縮
- 心房からの発生ではQRS波に先行するP波がある
- P波の形は洞調律と異なる（P波が確認できないこともある）
- QRS波の形は洞調律とほぼ同じ（心室内変行伝導では異なる）

【図1】心房期外収縮（上室期外収縮）

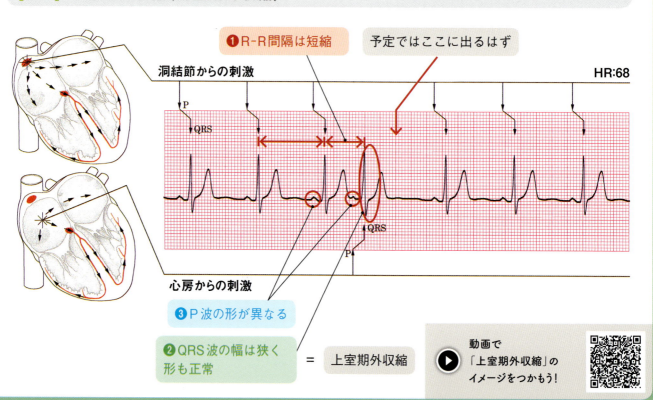

上室期外収縮の心電図を教えてください。

正常では洞結節から刺激が出ます。洞結節から刺激が出る前に心房から刺激が出たものを心房期外収縮といい，房室接合部から刺激が出たものを房室接合部期外収縮といいます。心房期外収縮でも房室接合部期外収縮でも対処は変わりません。これらをまとめて上室期外収縮として扱います。

心房期外収縮と房室接合部期外収縮を鑑別する必要がないのは助かります！

上室期外収縮の特徴は，予定された時期よりも早期に出現するためR-R間隔は短縮します。➡ ❶

また，心室内の刺激伝導経路は正常と同じであり，QRS波の幅は狭く，形も正常とほぼ同じです。➡ ❷

QRS波は正常で，R-R間隔の短縮が重要なのですね。

期外収縮のP波は，洞調律のP波と形が異なっています。➡ ❸
P波が確認できないこともあります。

P波は小さいのでわかりにくいですね。
上室期外収縮を見たときに注意することはありますか。

単発の上室期外収縮は，基本的に経過観察で大丈夫です。

22 心室期外収縮

心室期外収縮は心室から発生した早期収縮です。心室期外収縮は健康な人でもみられる波形で、基本的にはそれほど心配のいらない心電図です。ただし、なかには注意が必要な場合があります。それは多源性心室期外収縮（P74参照）、心室期外収縮の連発（P78参照）、R on T型心室期外収縮（P76参照）で心室頻拍や心室細動に移行することがあり、危険な期外収縮といわれています。

心室期外収縮の心電図所見

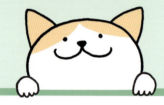

- 予想されるQRS波よりも早期に出現し、R-R間隔が短縮する
- QRS波に先行するP波がない
- QRS波の幅が広い
- T波はQRS波と逆方向

【図1】心室期外収縮

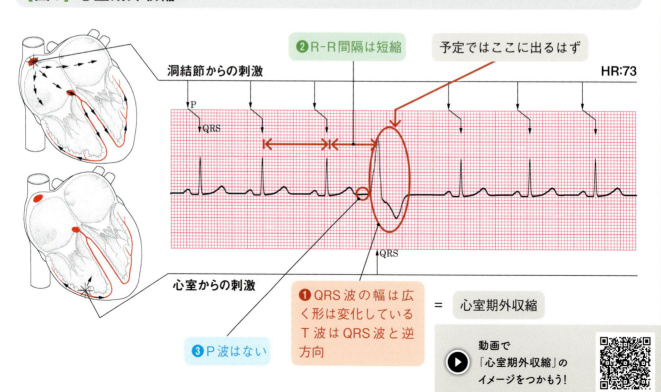

❷ R-R間隔は短縮
予定ではここに出るはず
洞結節からの刺激
HR:73
心室からの刺激
❶ QRS波の幅は広く形は変化している T波はQRS波と逆方向 ＝ 心室期外収縮
❸ P波はない

動画で「心室期外収縮」のイメージをつかもう!

心室期外収縮の心電図を教えてください。

正常では洞結節から刺激が出ます。洞結節から刺激が出る前に心室から刺激が出たものを心室期外収縮といいます。
心室から刺激が出ると，心室内の刺激伝導経路は正常と異なるためQRS波の幅は広く変形した波形になります。また，T波はQRS波と逆方向に出現します。➡ ❶

他とは異なる波形があれば目立ちますね。

そうです。異なる波形が認められたら，予定された時期よりも早期に出現しているかを確認します。期外収縮ではR-R間隔は短縮します。➡ ❷

R-R間隔が短縮するのですね。

期外収縮に先行するP波は認めません。➡ ❸

P波が認められるとどうなりますか？

P波が認められる場合は心室内変行伝導を伴う上室期外収縮（P70参照）の可能性があります。

心室期外収縮を見たときに注意することはありますか？

単発の心室期外収縮は，基本的に経過観察で大丈夫です。

23 上室期外収縮の3つのQRSパターン

心室には右脚と左脚があります。刺激伝導系には不応期があり,心房期外収縮との関係で3つのQRSパターンを生じます。両脚の不応期が終わっている場合は,心房期外収縮のQRS波は洞調律のQRS波とほぼ同じです。右脚と左脚の不応期は異なり,どちらか一方の不応期が残っている場合はQRS幅が広くなります。右脚・左脚の両方に不応期が残っている場合はQRS波が形成されません。

上室期外収縮の3つのQRSパターンの心電図所見

- P波の後に正常幅のQRS波
- P波の後に幅広いQRS波
- P波のみでQRS波がない

【図1】心室内変行伝導

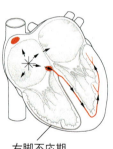
右脚不応期

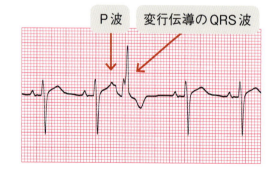
P波　変行伝導のQRS波

【図2】非伝導性上室期外収縮

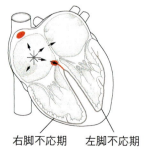
右脚不応期　左脚不応期

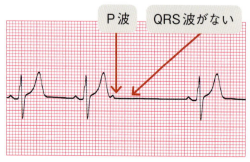
P波　QRS波がない

心室内変行伝導について教えてください。

 洞結節から刺激が出て心房→房室接合部→右脚・左脚→プルキンエ線維→心室へと伝導されます。この刺激の通り道を知っていますか。

 はい。第1部でも勉強した，刺激伝導系ですね。

 そうですね。刺激が心房を通ると心房が収縮してP波ができます。心室を通ると心室が収縮してQRS波ができます。

 P波は心房の収縮，QRS波は心室の収縮ですね。

 刺激伝導系には不応期があります。不応期とは心筋の興奮過程で新しい刺激が来ても興奮できない時期のことです。つまり，刺激が通った後には，一時的に次の刺激が通行止めになる時期があります。

 通行止めですか。それは不便ですね……。

 通行止めの長さは，右脚と左脚で異なります。一般的に右脚の方が左脚より長いです。右脚が通行止めであっても，左脚で通行止めが終わっていれば刺激は左脚を通りQRS波が形成されます。このときQRS波は右脚ブロック（P58参照）と同じ形となります（図1）。この現象を心室内変行伝導といいます。

 右脚と左脚の両方が通行止めの場合はどうなりますか。

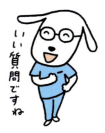

 心房で早期に刺激が発生すると，心房が収縮してP波が形成されます。この刺激が脚に来たとき，右脚，左脚共に通行止めの場合，刺激は伝導されません。したがってQRS波は形成されません。P波のみでQRS波が脱落した心電図になります（図2）。
これを非伝導性上室期外収縮といいます。

24 心室内変行伝導を伴う上室期外収縮

上室期外収縮が発生し,刺激が房室接合部を通過したとき,左脚は不応期を脱しているが,右脚がまだ不応期(逆の場合もあります)の場合,刺激は左脚を通って心室に伝わります。心室内の興奮は不均一となり,波形は変形しQRS幅は広くなります。QRS波は,右脚ブロックパターンになります。(右脚ブロックはP58参照)

心室内変行伝導を伴う上室期外収縮の心電図所見

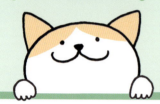

- 洞調律のR-R間隔から予想される次の出現位置よりも早くQRS波が出現する
- QRS波は変形しQRS幅は広い
- P波がQRS波に先行する

【図1】心室内変行伝導を伴う心房期外収縮

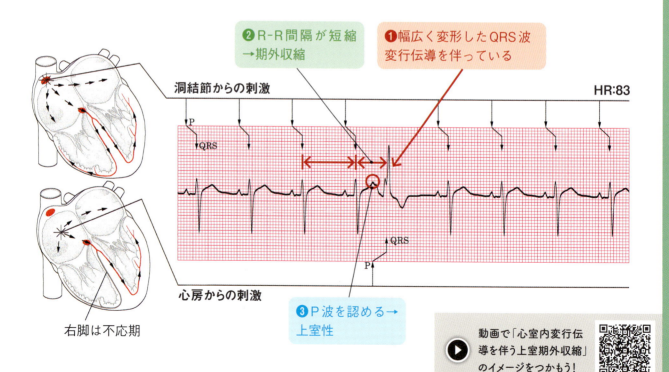

❶ 幅広く変形したQRS波 変行伝導を伴っている
❷ R-R間隔が短縮 →期外収縮
❸ P波を認める→上室性

動画で「心室内変行伝導を伴う上室期外収縮」のイメージをつかもう!

図1の心電図をみて気がつくことはありますか。

変形したQRS波があります。

そうですね。5拍目に幅広く変形したQRS波が出現しています。➡ ❶

R-R間隔が短縮しているので早期収縮です。➡ ❷

心室期外収縮ですか？

変形したQRS波の前のT波（4拍目のT波）に重なってP波を認めます。➡ ❸

小さなノッチのようにみえますね。

P波があるので上室（心房）から発生した期外収縮です。
4拍目の興奮の直後に期外収縮が発生したため，4拍目の興奮の影響が残っています。
左脚は伝導できる状態ですが，右脚が不応期のため刺激が伝導できません。
そのため，右脚がブロックされた状態で心室が興奮したため，幅広く変形したQRS波になっています。
これを心室内変行伝導といいます。

心室期外収縮と間違えやすいですね。
変行伝導を伴っている場合は，より悪いのでしょうか？

対応は，変行伝導を伴っていても通常の上室期外収縮と同じです。

25 非伝導性上室期外収縮

上室期外収縮が非常に早期に出現した場合,右脚・左脚共に不応期のため心室に伝導できず,P波だけの期外収縮になることがあります。これを非伝導性上室期外収縮といいます。

非伝導性上室期外収縮の心電図所見

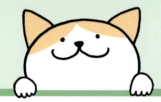

- 洞調律のP-P間隔から予想される次の出現位置よりも早くP波が出現する
- P-P間隔の短縮
- P波に続くQRSは脱落している

【図1】非伝導性心房期外収縮

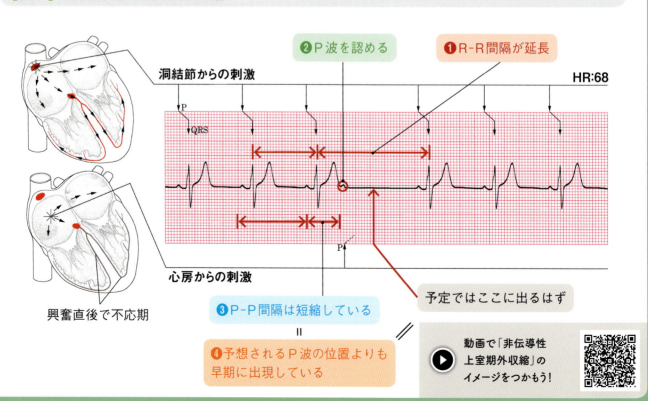

❶ R-R間隔が延長
❷ P波を認める
❸ P-P間隔は短縮している
❹ 予想されるP波の位置よりも早期に出現している

洞結節からの刺激
心房からの刺激
興奮直後で不応期
予定ではここに出るはず
HR:68

動画で「非伝導性上室期外収縮」のイメージをつかもう!

図1の心電図をみて気がつくことはありますか。

R-R間隔が延長しています。→ ❶　洞停止ですか？

R-R間隔が延長していますが，3拍目のT波の後にP波を認めます。→ ❷

QRS波のないP波ですね。Ⅱ度房室ブロックですか？

Ⅱ度房室ブロックではP-P間隔が一定です。

む……。えっと，他の所見は……。

図1の心電図では，QRS波のないP波のP-P間隔は短縮しています。→ ❸

3拍目の次に予想されるP波の位置よりも早期に出現しています。→ ❹
したがって，上室期外収縮です。
このようにQRS波を伴わないP波のみの場合は非伝導性上室期外収縮といいます。

なぜQRS波がないのですか？

上室期外収縮が非常に早期に出現したため，前の興奮の影響で右脚・左脚が通行止め（不応期）になったため，刺激が心室に伝導できずQRS波がないP波だけの期外収縮になったものと考えられます。

対応はどうすればよいですか？

通常の上室期外収縮と同じで，一般的には経過観察です。

26 危険な心室期外収縮
多源性心室期外収縮

多源性心室期外収縮とは，心室の2ヵ所以上の異なる場所から期外収縮が発生していることをいいます。多源性心室期外収縮では形の異なる心室期外収縮が出現します。多源性心室期外収縮が多発すると心室頻拍や心室細動に移行することがあります。

多源性心室期外収縮の心電図所見

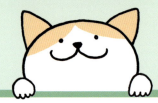

- 2つ以上の形状の異なる心室期外収縮
- R-R間隔の短縮
- P波は認めない

【図1】多源性心室期外収縮

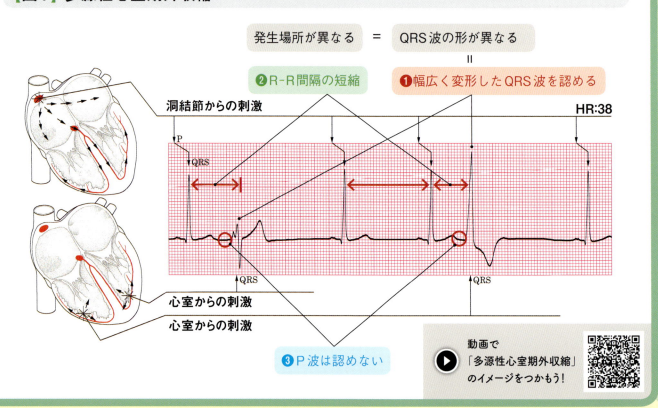

発生場所が異なる ＝ QRS波の形が異なる

❷ R-R間隔の短縮
❶ 幅広く変形したQRS波を認める
❸ P波は認めない

HR:38

動画で「多源性心室期外収縮」のイメージをつかもう！

図1の心電図をみて気がつくことはありますか。

形の異なるQRS波があります。

そうですね。2拍目と5拍目に幅広く変形したQRS波を認めます。➡ ❶

いずれもR-R間隔が短く ➡ ❷

P波は認めません。➡ ❸
形の異なる心室期外収縮が出現しています。多源性心室期外収縮です。

多源性とはどういうことですか。

形の異なるということは，心室期外収縮が発生している場所が異なるということです。心室の2つ以上の異なる場所から期外収縮が発生しているので，多源性といいます。

発生場所が異なるとどうなりますか？

多源性心室期外収縮が多発すると心室頻拍や心室細動に移行する可能性があるといわれています。

うう，こわい……。

心室期外収縮は基本的に経過観察ですが，多源性心室期外収縮が多発している場合は薬物治療を行うことがあります。医師に連絡し，指示を依頼しましょう。

27 危険な心室期外収縮
RonT型心室期外収縮

心室期外収縮が先行心拍のT波が完全に終わらないうちに生じることをR on T型心室期外収縮といいます。T波の上に生じた心室期外収縮という意味でR on T型といわれます。R on T型心室期外収縮では心室頻拍や心室細動に移行することがあり，危険な心室期外収縮とされています。

R on T型心室期外収縮の心電図所見

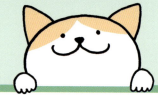

- T波に幅広いQRS波が重なって出現
- T波の上に生じた心室期外収縮

【図1】R on T型心室期外収縮

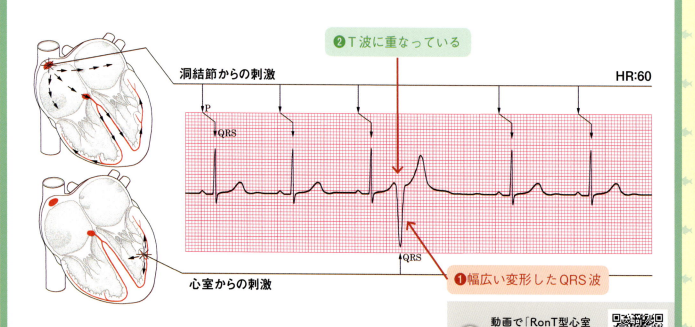

❶ 幅広い変形したQRS波
❷ T波に重なっている

動画で「RonT型心室期外収縮」のイメージをつかもう!

図1の心電図をみて気がつくことはありますか。

幅広く変形したQRS波を認めます。

そうですね。4拍目にQRS幅が広い変形したQRS波が出現しています。➡ ❶

3拍目のT波に重なっています。➡ ❷

T波に重なっているといけないのですか？

T波の頂点付近は受攻期と呼ばれ，強い電気刺激をこの時期に受けると心室頻拍や心室細動を起こしやすいと言われています。

なぜですか？

心筋が興奮した直後の受攻期は，一部の心筋は刺激に反応できない状態にあるが，他の一部の心筋はある程度回復し，強い刺激には不完全ながら興奮が発生します。したがって，強い刺激が与えられた瞬間に興奮する部分とそうでない部分が不均一に混在するようになり，細動といわれる不均一で無秩序な心筋の興奮を引き起こすといわれています。

T波にP波が重なった波形がありましたが，大丈夫でしょうか。

T波は心室の充電をあらわしています。一方，P波は心房の放電を示しています。T波にP波が重なっても興奮の場所が異なるので心室細動などの問題はありません。

対応はどうすればよいですか？

R on T型心室期外収縮を見たら，医師に報告しましょう。

28 危険な心室期外収縮
心室期外収縮の連発

心室期外収縮が3つ以上連発した状態をショートラン型心室期外収縮と言ったり,短時間の間心室頻拍になっているので非持続性心室頻拍と言ったりします。持続性心室頻拍や心室細動に移行することもあり,危険な心室期外収縮といわれています。

心室期外収縮連発の心電図所見

同じ形の心室期外収縮が連発した状態

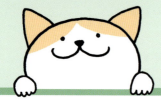

【図1】心室期外収縮の連発

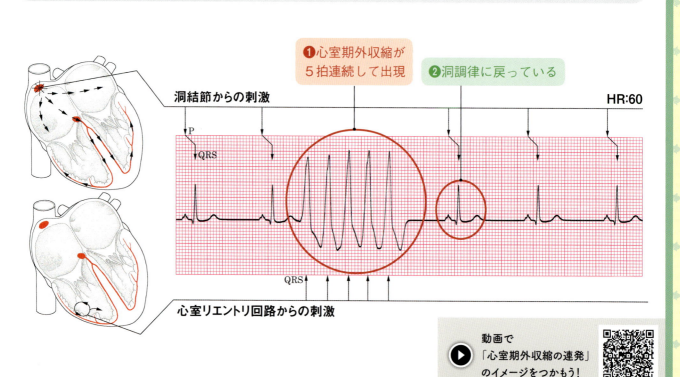

❶ 心室期外収縮が5拍連続して出現
❷ 洞調律に戻っている

洞結節からの刺激
心室リエントリ回路からの刺激
HR:60

動画で「心室期外収縮の連発」のイメージをつかもう!

図1の心電図をみて気がつくことはありますか。

幅広く変形したQRS波を5拍連続して認めます。

そうですね。3拍目から7拍目まで，5拍続けて心室期外収縮が出現しています。➡ ❶

8拍目で洞調律に戻っています。➡ ❷
持続していないので，非持続性心室頻拍ともいいます。

洞調律に戻らず，心室期外収縮が出続けると持続性心室頻拍になります。

ショートラン型心室期外収縮とも言うのですよね。

そうですね。心室頻拍が一過性に起きていると考えられ，その意味で心室頻拍の"ショートラン"という言い方もあります。

持続性心室頻拍になるとこわいですね。

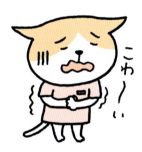

単発の心室期外収縮は基本的に経過観察ですが，連発している場合は医師に連絡し，指示を依頼しましょう。

29 心室固有調律

心室固有調律とは，心室から出る刺激発生で心拍数が40/分前後のものをいいます。
刺激発生頻度は心室の刺激伝導系としては生理的ですが，心拍出量が低下する可能性があります。

心室固有調律の心電図所見

- 幅の広いQRS波
- 心拍数は60/分以下
- QRS波に対応するP波は認めない
- R-R間隔は規則的

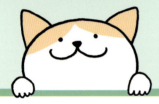

【図1】心室固有調律

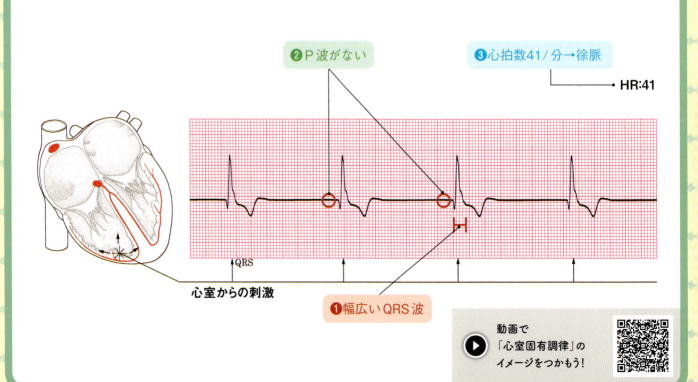

❷ P波がない
❸ 心拍数41/分→徐脈
HR:41
QRS
心室からの刺激
❶ 幅広いQRS波

動画で「心室固有調律」のイメージをつかもう！

心室固有調律の心電図を教えてください。

 洞結節や房室接合部から刺激が出ない場合は、心室から刺激が出ることになります。心室固有調律は心室由来の補充調律です。
図1の心電図をみて気がつくことはありますか。

 QRS波が幅広いです。➡ ❶
脚ブロックですか？

 そうですね。QRS幅が広いです。
脚ブロックではQRS波に先行するP波があります。
図1の心電図にはQRS波に先行するP波がありません。➡ ❷
これは、心室から刺激が出ていることを示しています。
したがって脚ブロックではありません。

 では、心室期外収縮の連発ですか？

 たしかに、心室期外収縮に似た幅広いQRS波が規則正しく連続して出現しています。
心拍数は41/分と徐脈です。➡ ❸
期外収縮の連発は早期収縮ですので頻脈になります。心室固有調律は洞結節や房室接合部から刺激が出ないため、心室から出た補充調律です。本来生理的に心室が有する自動能は20〜40/分でしかないので、心室固有調律は著しい徐脈となります。

 対応はどうすればよいですか？

 心室固有調律で著しい徐脈のときは、ほとんどの症例では体外ペーシングなどの治療を要します。心室固有調律を見たら医師に連絡し、指示を依頼しましょう。

30 心室頻拍

心室頻拍は、心室の異常な自動能亢進やリエントリにより100/分以上の反復性の興奮が生じるものです。

心室頻拍の心電図所見
- 幅広いQRS波
- 心拍数は100〜250/分
- T波はQRS波と反対方向を向く
- QRS波、T波は多少の変動を示す
- P波は認識できない

【図1】心室頻拍

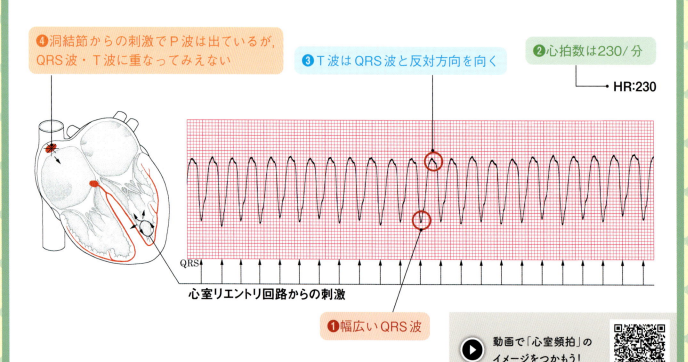

❹洞結節からの刺激でP波は出ているが、QRS波・T波に重なってみえない
❸T波はQRS波と反対方向を向く
❷心拍数は230/分
HR:230
心室リエントリ回路からの刺激
❶幅広いQRS波

動画で「心室頻拍」のイメージをつかもう！

心室頻拍の心電図を教えてください。

 心室頻拍は，心室から刺激が出て心室がものすごく速く収縮します。心拍数が1分間に200を超えることもあります。

 心拍が速すぎると，患者さんはどうなりますか？

 心拍数が非常に多いと心室に血液が溜まる前に収縮してしまい，全身に血液が行かなくなってしまいます。その結果，脈は触れなくなり意識がなくなります。心拍数によっては意識があり，脈も触れることがあります。

 心電図はどのようになりますか？

 図1の心電図を見てみましょう。
幅広いQRS波が連続して出現しています。 ➡ ❶

 心拍数は230/分です。 ➡ ❷

 T波はQRS波と反対方向を向きます。 ➡ ❸

 下向きの波と上向きの波，どちらがQRS波かわかりにくいですね。

 P波は出ていますが，QRS波・T波に重なってどこにあるかわかりません。 ➡ ❹

 注意することはありますか？

 心室頻拍は緊急事態です。まずは多くの人を呼びましょう。ドクターコールもします。
脈が触れない場合と脈が触れる場合があり，それぞれ対処が異なります。
脈が触れない場合はすぐに心肺蘇生（CPR）とAEDが必要です。
心室頻拍に限らず，脈が触れる場合CPRは行いませんが，すぐに治療が必要です。
AEDは脈が触れるときは使用しませんが，病態が悪化し使用する可能性があるので，準備はしておきましょう。

31 偽性心室頻拍
（WPW症候群の心房細動）

WPW症候群に心房細動が合併した場合,ケント束の不応期が房室結節の不応期に比べ短いため,心房からの刺激がケント束を通ります。そのため,幅広いQRS波となり,心室頻拍のような波形を呈することから偽性心室頻拍といいます。

偽性心室頻拍（WPW症候群の心房細動）の心電図所見

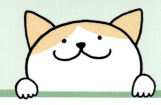

- QRS波の間隔は全く不規則
- QRS波の立ち上がりは緩やかで幅広い（デルタ波がある）
- P波は認めない
- R-R間隔の長いところではf波がみられることがある

【図1】偽性心室頻拍

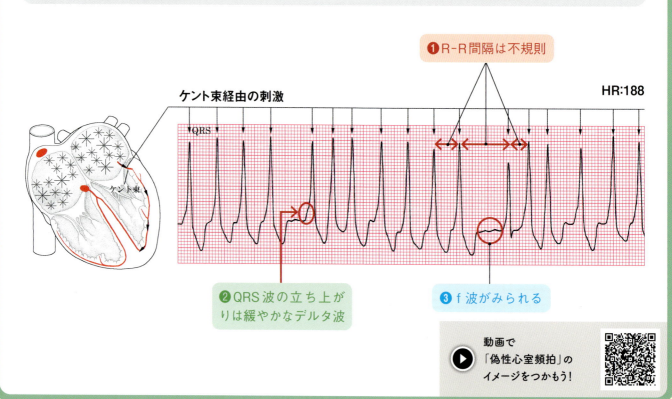

❶ R-R間隔は不規則
❷ QRS波の立ち上がりは緩やかなデルタ波
❸ f波がみられる

HR:188

動画で「偽性心室頻拍」のイメージをつかもう!

図1の心電図を見て気がつくことはありますか。

幅広いQRS波が連続して出現し、頻拍です。
心室頻拍ですか。

心室頻拍のようにみえますが、R-R間隔は不規則です。 ➡ ❶

QRS波の立ち上がりは緩やかで、デルタ波のように見えます。 ➡ ❷

R-R間隔の長いところではf波がみられます。 ➡ ❸
これは、WPWに心房細動が合併したものです。

たしかにR-R間隔が不規則ですね。

WPW症候群の心房細動では、心房細動の興奮が房室結節よりも不応期の短いケント束を通って心室に伝導されやすく、頻拍になります。

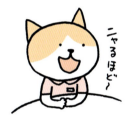

対応はどのようにすればいいですか？

偽性心室頻拍は心室細動になりやすいといわれています。
200/分以上の頻拍では、電気的除細動の適応になることもあります。ドクターコールしましょう。

32 心室細動

心室細動は，心室の電気的同期生が消失し，無秩序で不規則な心室興奮です。リズミカルな心室収縮はなく，心臓全体の統一されたポンプ機能が消失した事実上の心停止の状態で，致死的な不整脈です。

心室細動の心電図所見

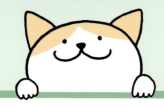

- 形状や振幅が不規則な心室細動波が休みなく出現する
- QRS波とT波の区別がつかない
- 基線が不規則に揺れていることで診断される

【図1】心室細動

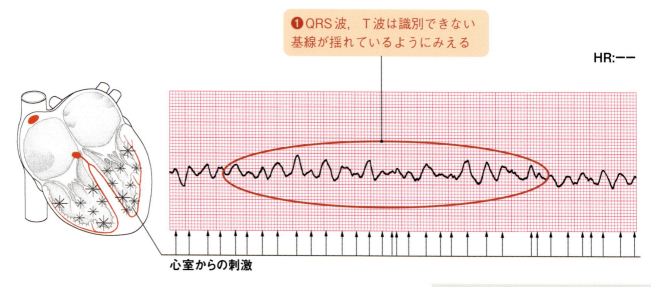

❶ QRS波，T波は識別できない 基線が揺れているようにみえる

HR：――

心室からの刺激

 動画で「心室細動」のイメージをつかもう！

図1の心電図を見て気がつくことはありますか。

波形が出ていません。モニターの故障でしょうか？

故障ではありません。致死的不整脈で，一刻の猶予もありません。
意識がなく，脈が触れないことを確認します。すぐ多くの人を呼び，ドクターコールします。

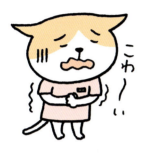

私の心臓が止まりそうです……！

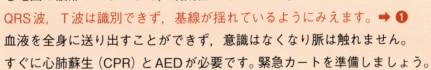
心電図は波形がバラバラで，規則性がありません。
QRS波，T波は識別できず，基線が揺れているようにみえます。➡ ❶
血液を全身に送り出すことができず，意識はなくなり脈は触れません。
すぐに心肺蘇生（CPR）とAEDが必要です。緊急カートを準備しましょう。

33 無脈性電気活動

無脈性電気活動とは,電気活動はあるものの脈がない状態のことです。
全身に血液は送られないので意識はありません。

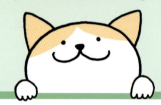

無脈性電気活動の心電図所見

心電図波形は特に決まったものはない

何かしら波形が出ているが,脈は触れない

【図1】無脈性電気活動

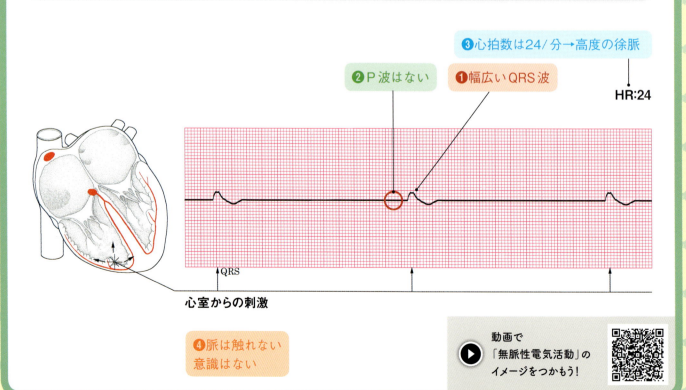

❶ 幅広いQRS波
❷ P波はない
❸ 心拍数は24/分→高度の徐脈
HR:24
心室からの刺激
❹ 脈は触れない
意識はない

動画で「無脈性電気活動」のイメージをつかもう!

図1の心電図を見て気がつくことはありますか。

QRS幅が広いです。➡ ❶

P波はありません。➡ ❷

心室起源の波形ですか。

そうです。心室固有調律です。
心拍数は24/分で高度の徐脈になっています。➡ ❸

患者さんの状態を確認する必要があります。
意識はなく，脈は触れませんでした。➡ ❹　無脈性電気活動です。

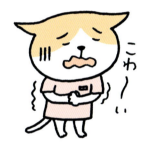

対応はどうすればいいですか？

CPR（心肺蘇生）が必要です。まずは多くの人を呼びましょう。
誰かにドクターコールをお願いし，自分はすぐにCPRを開始します。
または，自分はドクターコールし，誰かにCPRをお願いします。

どうして心電図波形が出ているのに脈が触れないのですか？

それは，心臓が弱っているからです。電気的活動はありますが機械的収縮に結びつかず心拍出がないため，脈が触れないのです。

34 心静止

心静止は，心電図で波形が平らな状態が続くものです。

心静止の心電図所見

- P波もQRS波も見られない
- 基線のみで，平ら（フラット）な状態が続く

【図1】心静止

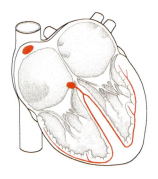
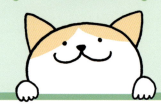

HR:0

❶基線のみで波はみられない

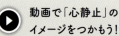
動画で「心静止」のイメージをつかもう！

図1の心電図を見て気がつくことはありますか。

大変です！　波形が出ていません。 ➡ ❶

そうです。緊急事態です。
すぐに患者さんのところに行き，電極，意識，脈を確認しましょう。

電極が外れていないか確認ですね。

電極が外れている場合もあります。
意識がなく，脈も触れない場合は心静止です。

心停止ではないのですか。

心停止は脈が触れない状態ですので，心停止の診断は身体所見で行います。
心停止には，心静止の他に心室細動，心室頻拍，無脈性電気活動があります。

心静止ではどうすればよいですか？

予期せぬ心静止の場合と予期された心静止の場合があります。
予期された心静止の場合は，DNR（蘇生しない）オーダーがとられていることがあります。この場合は，基本的にはCPR（心肺蘇生）は行いません。ドクターコールは必要です。

予期せぬ心静止の場合はどうしますか？

意識がなく，脈も触れないことを確認したら，まずは多くの人を呼びましょう。
誰かにドクターコールをお願いし，自分はCPRを開始します。（または，自分はドクターコールし，誰かにCPRをお願いします。）

AEDは必要ですか？

心静止ではAEDは使いません。

35 心筋梗塞

心筋梗塞は，冠動脈が閉塞して血液の循環が障害され，閉塞した血管が血液を供給していた領域の心筋に限局性の壊死を起こした状態です。心筋梗塞の早期では，梗塞の中心部に心筋壊死部，その周辺に心筋障害部，さらにその外側に心筋虚血の部分が存在します。これらの変化により時間的経過とともに特徴的変化を示します。

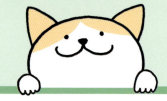

心筋梗塞の心電図所見
- T波の増高
- 著明なST上昇
- 異常Q波
- T波の陰性化

【図1】急性心筋梗塞　症例1

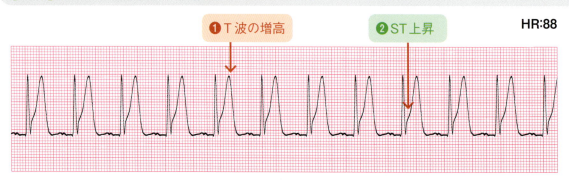

❶ T波の増高　❷ ST上昇　HR:88

【図2】急性心筋梗塞　症例2

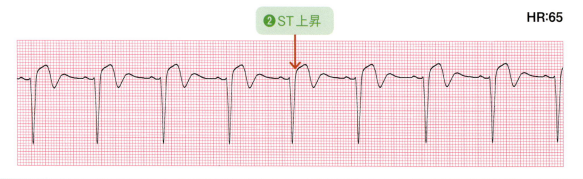

❷ ST上昇　HR:65

心筋虚血について教えてください。

 モニター心電図の心筋虚血で重要なのは急性心筋梗塞です。図1, 2の心電図で説明しましょう。
心筋梗塞で最初に起こる変化はT波の増高です。→ ❶

 次にSTが上昇します。→ ❷
上昇したSTが再び下降し始めるのは発症7〜12時間後といわれていますが，症例により差が大きく，2週間以上ST上昇が続くこともあります。

 急性心筋梗塞ではST上昇が重要ということですか？

 そうです。
ST上昇を見逃さないことが重要です。モニター心電図では，ST上昇で急性心筋梗塞を診断することは難しいので，ST上昇を認めた場合は12誘導心電図で確認しましょう。

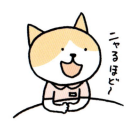

 モニター心電図では急性心筋梗塞を見逃さないように気をつけることが大切です。

 急性心筋梗塞の診断は難しいですね。
気をつけることはありますか。

 STの上昇は，急性心筋梗塞だけでなく，急性心膜炎や異型狭心症などでも見られます。
医師にSTが上昇していることを伝えましょう。

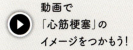

36 高カリウム血症

血清カリウム値の基準値は3.5〜5.0mEq/Lであり，5.5mEq/L以上を高カリウム血症といいます。血清カリウム値の上昇する原因はさまざまですが，代表的なものに腎不全があります。高カリウム血症は特徴的な心電図波形を示します。

高カリウム血症の心電図の特徴

- テント状T波（増高，尖鋭化し幅が狭く左右対称のT波）を認める
- ST部分の上昇を認める
- 高カリウム血症が高度になるとP波の不明瞭化，QRS幅の延長，QT時間の延長が認められる

【図1】高カリウム血症

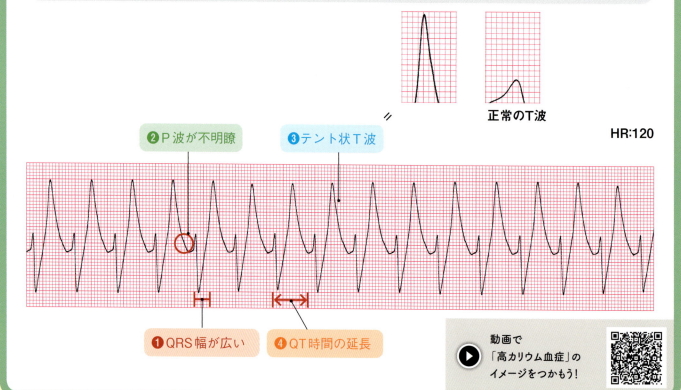

図1の心電図をみて気がつくことはありますか。

QRS波の幅が広くP波がみえません。心室頻拍ですか？

たしかに，QRS幅が広く，➡ ❶

P波が不明瞭ですね。➡ ❷

しかし，T波が尖鋭で左右対称にみえます。➡ ❸

QT時間は延長しています。➡ ❹

はい，T波が尖っています。

尖鋭で左右対称なT波をテント状T波といいます。

T波が尖っている波形は，他でも見たことがあるような……。

T波の尖鋭化は，正常な心電図でも似かよった所見がみられることがあります。
テント状T波は，底辺の狭い大きな二等辺三角形の形が特徴です。➡ ❸
この心電図は高度の高カリウム血症の波形です。

軽度の高カリウム血症ではどのようになりますか？

軽度の高カリウム血症ではP波，QRS波は正常ですが，テント状T波とST部分の上昇が見られます。
ただ，軽度の高カリウム血症ではテント状T波などの心電図異常が見られないものもあります。

テント状T波をみつけたら，どうすればよいですか？

高度の高カリウム血症では，心室細動や心停止を起こすことがあります。医師に報告し，血清電解質をチェックします。

37 人工ペースメーカー

人工ペースメーカーは,電極を直接心筋に固定し,人工的な刺激により心臓を収縮させ心拍を確保するものです。人工ペースメーカーの電極は,右房,右室の心筋に固定します。通常,左房,左室には固定されません。

人工ペースメーカーの心電図所見

- 電気刺激によるスパイク波を認める
- 右房刺激ではP波の直前にスパイク波がみられる
- 右室刺激ではQRS波の直前にスパイク波がみられる

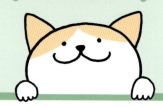

【図1】人工ペースメーカー

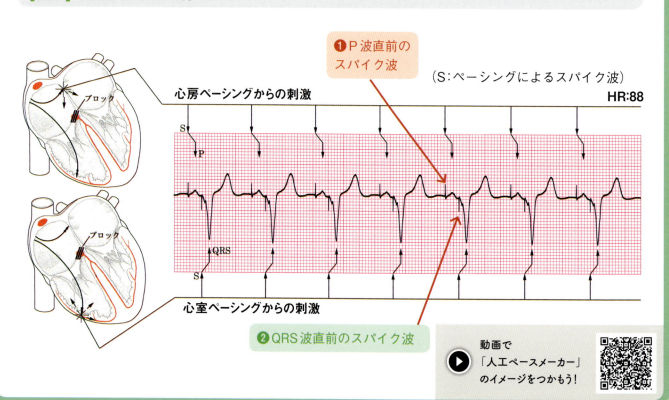

❶ P波直前のスパイク波

❷ QRS波直前のスパイク波

（S:ペーシングによるスパイク波）
HR:88

心房ペーシングからの刺激

心室ペーシングからの刺激

動画で「人工ペースメーカー」のイメージをつかもう!

人工ペースメーカーの心電図について教えてください。

人工ペースメーカーの機能には，心房または心室を刺激する機能（ペーシング）と，心臓の電気活動のP波やQRS波を感知する機能（センシング）があります。

1つの電極で，刺激する機能と感知する機能があるのですか？

そうです。心房に固定された電極で，心房の刺激とP波の感知を行います。心室に固定された電極で，心室の刺激とQRS波の感知を行います。

どうして感知する必要があるのですか？

心臓の活動電位（P波，QRS波）を感知して，心臓が活動できていると，人工ペースメーカーは刺激を出さないようにします。完全房室ブロックなどでは，心臓の活動電位のP波を感知して，このP波から一定の時間後に人工ペースメーカーが心室を刺激して心室を収縮させることもあります。

心電図波形ではどのような所見になりますか？

図1で説明すると，P波の直前にスパイク波を認めます。➡ ❶
このスパイク波は心房ペーシングの刺激による波形を示しています。スパイク波の直後のP波は，ペースメーカーの刺激により心房が興奮したために発生したP波です。

心室ではQRS波の直前にスパイク波を認めます。➡ ❷
このスパイク波は心室ペーシングにより発生したものです。

スパイク波の直後の波形は，人工ペースメーカーによって発生した波形ということですね。

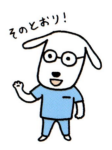

38 人工ペースメーカーの異常（ペーシング不全）

人工ペースメーカーには，ペーシング機能（刺激機能）とセンシング機能（感知機能）があります。これらの機能に異常をきたしたものを，ペーシング不全，センシング不全といいます。

ペーシング不全の心電図所見

- スパイク波が無秩序に出現
- ペーシングがプログラムされたリズムと無関係に行われる
- スパイク波の後にP波（またはQRS波）が現れない
- ペースメーカーによる電気的刺激が弱いため，刺激を行っても心筋が反応しない

【図1】ペーシング不全

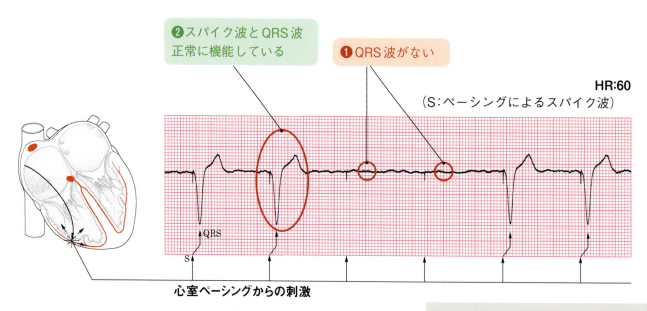

❷ スパイク波とQRS波正常に機能している
❶ QRS波がない
HR:60
（S：ペーシングによるスパイク波）
心室ペーシングからの刺激

土居忠文：イラストレイテッド心電図を読む．南江堂，2003．より引用

動画で「ペーシング不全」のイメージをつかもう！

人工ペースメーカーの異常について教えてください。

では、ペーシング不全について説明しよう。

ペーシング不全は刺激機能の異常ですね。

そうです。
ペーシング不全には、プログラムされたとおりにペーシングされない場合や、刺激を行ってもペースメーカーによる電気的刺激が弱いため心筋が反応しない場合があります。図1の心電図を見て、気がつくことはありますか。

スパイク波が出ていますが、QRS波がありません。

そうですね。スパイク波が一定の間隔で出ています。
3つ目と4つ目のスパイク波にはQRS波が出ていません。➡ ❶
これは、人工ペースメーカーの刺激に、心筋が反応していないということです。これがペーシング不全です。

1つ目・2つ目、5つ目・6つ目はスパイク波の直後にQRS波がでており正常に機能しています。➡ ❷

原因は何ですか？

ペースメーカーの電気刺激が電池の消耗などで弱くなった可能性と、電気刺激の強さは変わらないものの、心筋の反応が低下し、より強い刺激にしか反応しなくなった可能性が考えられます。

対応はどうすればよいですか？

ペーシング不全の心電図をみたら、医師に連絡しましょう。

39 人工ペースメーカーの異常（センシング不全）

センシング不全には,過小感知と過大感知があります。過小感知は自己興奮を認識できないため,自己のP波やQRS波の後にスパイク波が出現します。過大感知ではノイズなどを感知してしまうため,ペースメーカーの刺激が抑制されます。

センシング不全の心電図所見

- 自己興奮があるにもかかわらず,その興奮が認識できない
- 自己のP波（またはQRS波）の後にスパイク波が出現
- ノイズなどを感知してしまい,刺激が抑制される
- P-P間隔やR-R間隔の延長

【図1】センシング不全

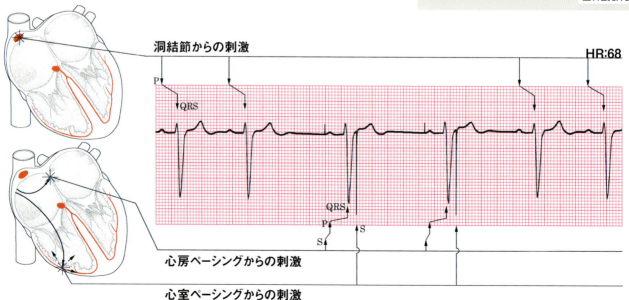

（S：ペーシングによるスパイク波）

土居忠文：イラストレイテッド心電図を読む. 南江堂, 2003. より引用

人工ペースメーカーの異常について教えてください。

 ではセンシング不全について説明しよう。
図1の心電図で気がつくことはありますか。

 3拍目と4拍目のP波の直前にスパイク波を認めます。
人工ペースメーカーですね。

 そうです。
問題は3拍目と4拍目のQRS波のST-T部分にスパイク波が出現していることです。これは，心室ペーシングのスパイク波です。心房は心房ペーシングでP波が形成され，この刺激が心室に伝わりQRS波が出現しています。このQRS波を感知できないため，人工ペースメーカーは心室をペーシングしてしまっています。
センシング不全になっています。

 心室の興奮に気がつかずに，心室を刺激してしまったということですか？

そうです。この刺激がT波に重なった位置で起こると，R on Tの状態となり，大変危険です。

 対応はどうすればいいですか？

 センシング不全の心電図を見たら，医師に連絡しましょう。

第3部

心電図判読にチャレンジ

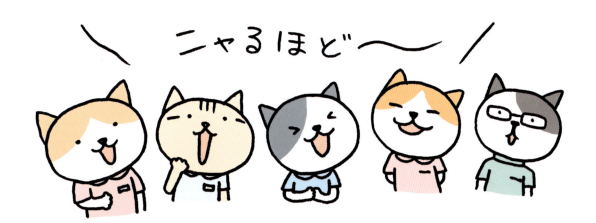

考えられる心電図診断は?

心電図判読にチャレンジ!

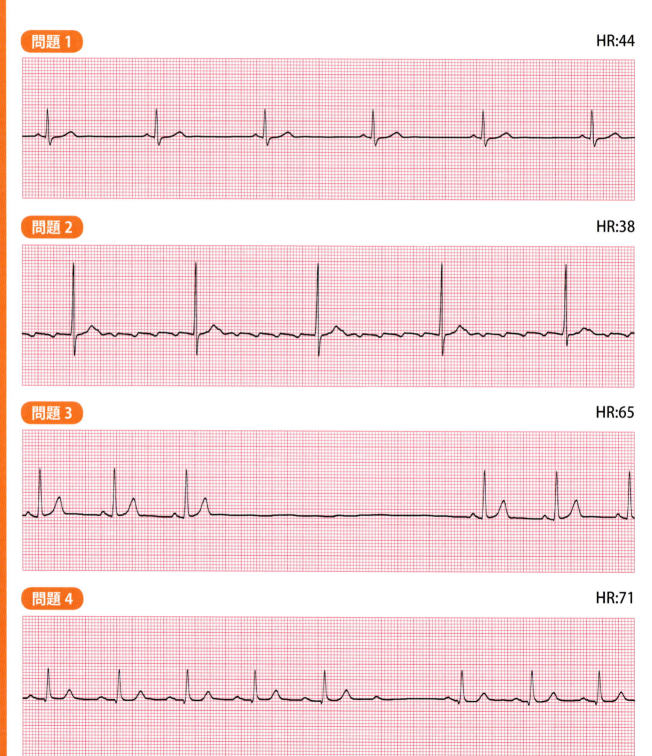

問題 5　　　　　　　　　　　　　　　　　　　　　　　　　　　HR:81

問題 6　　　　　　　　　　　　　　　　　　　　　　　　　　　HR:70

問題 7　　　　　　　　　　　　　　　　　　　　　　　　　　　HR:48

問題 8　　　　　　　　　　　　　　　　　　　　　　　　　　　HR:58

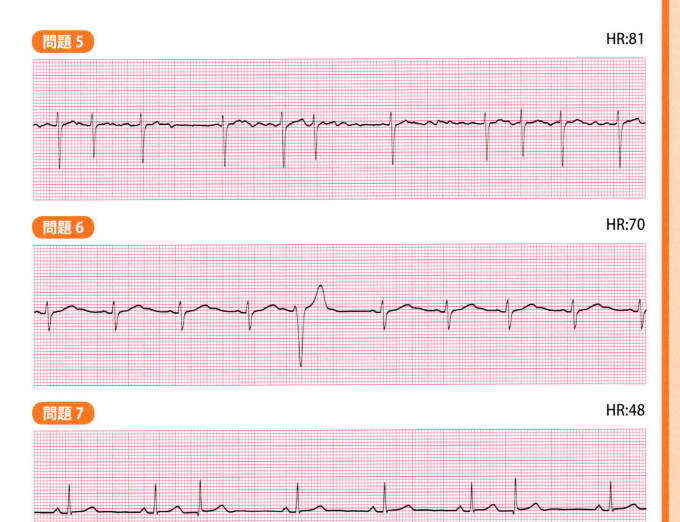

心電図判読にチャレンジ!
考えられる心電図診断は?

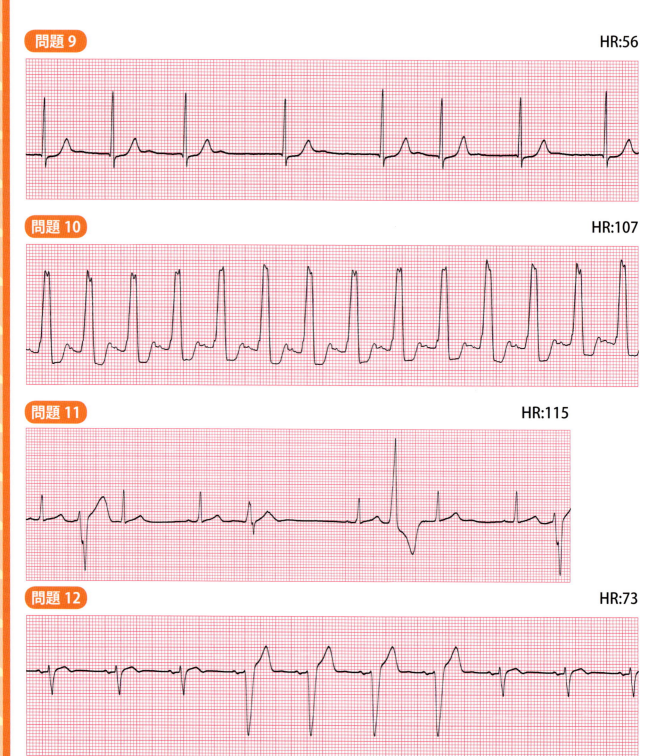

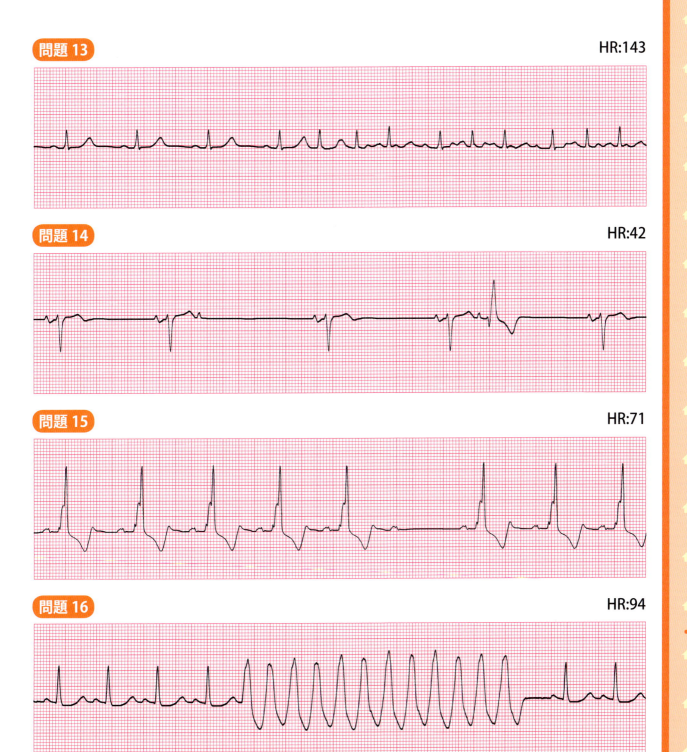

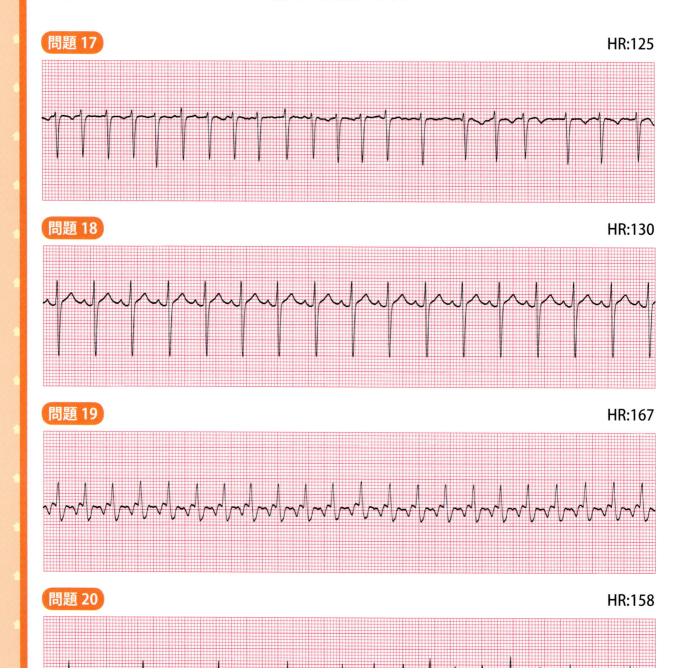

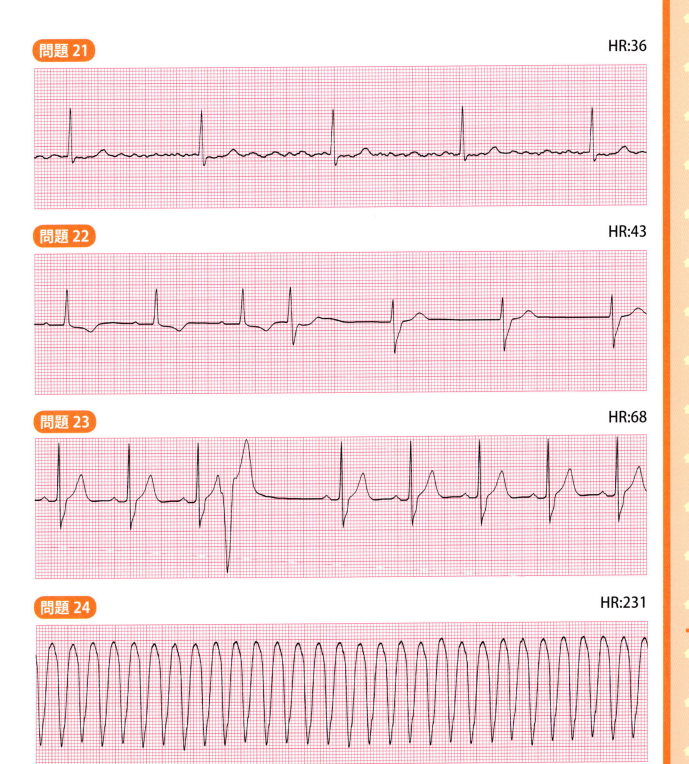

心電図判読にチャレンジ！
考えられる心電図診断は？

問題 25   HR:88

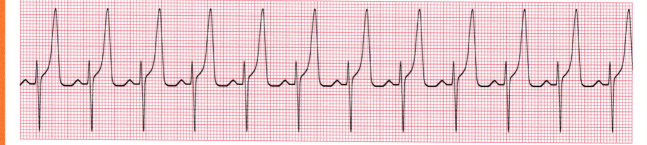

問題 26   HR:91

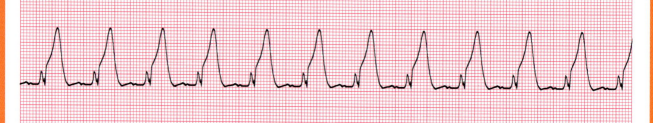

問題 27   HR:272

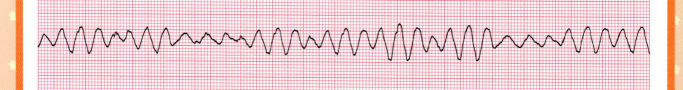

問題 28   HR:25

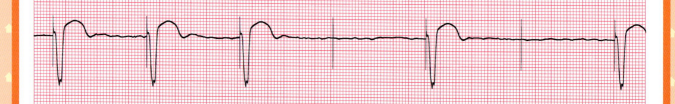

解説 1

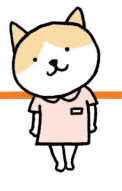

解答 洞徐脈

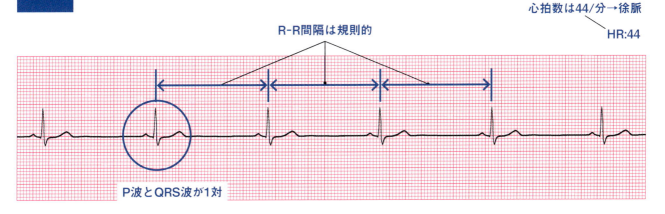

P波とQRS波が1対で出現しています。
R-R間隔は規則的で，心拍数は44/分と徐脈です。
したがって，**洞徐脈**です。
R-R間隔が規則的な場合は，モニター上のHRで心拍数を評価できます。

洞徐脈の心電図の特徴

洞徐脈は洞結節の興奮頻度が低下した状態です。
心拍数が60/分未満の洞調律を洞徐脈といいます。
P波とQRS波は1対で存在し，各心拍のP波，QRS波，T波は同じ形を示します。

対応

洞徐脈そのものは危険性は少なく，症状がなければ経過観察のことが多いですが，症状を伴う徐脈の場合は徐脈の原因には対応する必要があります。

解説 2

解答　心房粗動

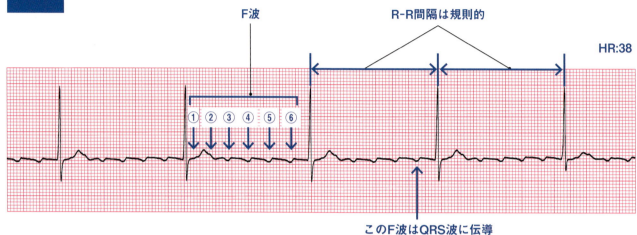

P波はなく，ノコギリ歯状のF波（粗動波）が出現しています。
F波が6個出現し，そのうちの1個がQRS波につながっています。6：1伝導です。
R-R間隔は規則的です。
したがって，**心房粗動**です。

心房粗動の心電図の特徴

心房粗動は心房が規則的に速く興奮します。
P波はなく，ノコギリ歯状のF波（粗動波）が出現します。
R-R間隔は規則的ですが，伝導比が変わればR-R間隔も変化します。

対応

心房粗動が見られた場合は，洞調律に戻す必要があります。抗不整脈薬や電気的除細動が必要になることもあります。

解説 3

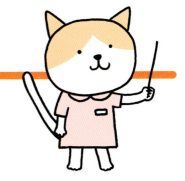

解答 洞停止

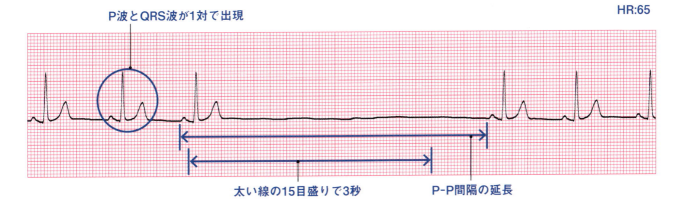

3拍目と4拍目のP-P間隔（R-R間隔）が延長しています。
P-P間隔は75目盛り（3秒）以上に延長しています。
全てのQRS波に先行するP波があり，洞調律です。
したがって，**洞停止**です。

洞停止の心電図の特徴

P-P間隔（R-R間隔）が延長します。

対 応

洞停止を見たら，医師に報告しましょう。

解説 4

解答 Ⅱ度房室ブロック　ウエンケバッハ型

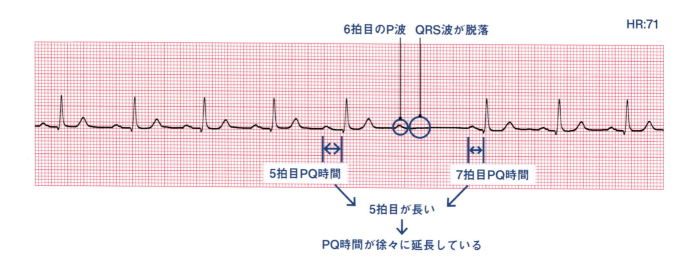

6拍目のP波はQRS波が脱落しています。P-P間隔は一定です。
したがって，Ⅱ度房室ブロックです。
5拍目のPQ時間と7拍目のPQ時間を比べると5拍目のPQ時間が長く，PQ時間が徐々に延長していることを示しています。
したがって，**ウエンケバッハ型**です。

Ⅱ度房室ブロック　ウエンケバッハ型の心電図の特徴

ウエンケバッハ型はPQ時間が1心拍ごとに延長し，ついにはQRS波が1個脱落します。
この現象は反復し，QRS波脱落後の次のPQ時間は短く始まります。
P-P間隔は一定です。

対応

Ⅱ度房室ブロック　ウエンケバッハ型をみたら，医師に報告しましょう。

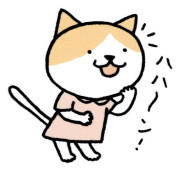

解説 5

解答　心房細動

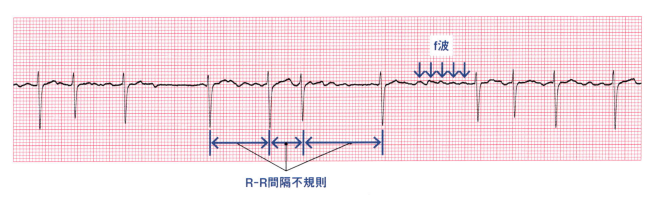

P波はなく，基線が細かく揺れるf波（細動波）が多数出現しています。
R-R間隔は不規則です。
したがって，**心房細動**です。

心房細動の心電図の特徴

心房細動は心房のいたるところが無秩序に興奮している状態です。
P波はなく，基線が細かく揺れるf波（細動波）が出現します。
R-R間隔は不規則です。
心房細動は，発作性心房細動，持続性心房細動，慢性心房細動に分類されます。
発作性心房細動：突然始まり，自然に洞調律へ戻るものをいいます。
持続性心房細動：持続時間が長い（1週間以上）ものをいいます。
慢性心房細動：除細動されずに半年以上持続するものをいいます。

対応

突然心房細動になった場合は，すみやかな血行動態管理と洞調律に戻す処置が必要となります。
慢性心房細動には緊急の処置は不要です。

解説 6

解答 心室期外収縮

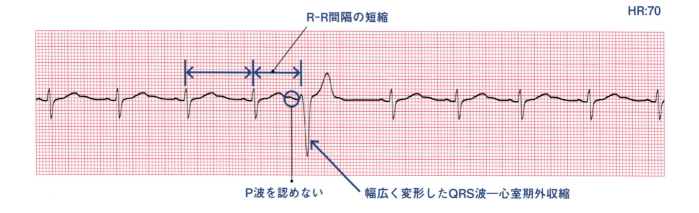

5拍目に幅広く変形したQRS波を認めます。先行するP波は認めません。
R-R間隔は短縮し早期収縮です。
したがって，**心室期外収縮**です。

心室期外収縮の心電図の特徴

心室期外収縮は洞調律より心室が早く興奮した状態です。
R-R間隔が突然短縮します。
心室期外収縮のQRS波は幅が広く，洞調律のQRS波と形が異なります。
期外収縮のQRS波に先行するP波は認めません。

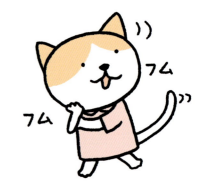

対応

心室期外収縮は，健常な人でも発生することがあります。しかし，心室細動に移行する危険性のある重度のものまで，さまざまです。一部（R on T型心室期外収縮，頻発する心室期外収縮など危険な心室期外収縮）を除き，一般的には，狭心症や心不全などの基礎心疾患がなければ経過観察と考えられています。

解説 7

解答　上室期外収縮

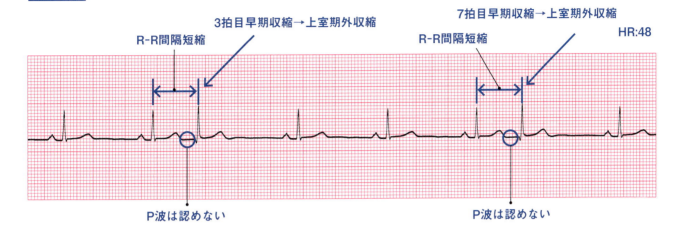

3拍目と7拍目はR-R間隔が短縮し，早期収縮です。QRS波は洞調律とほぼ同じ形です。
したがって，**上室期外収縮**です。
3拍目と7拍目のQRS波に先行するP波を認めないため，房室接合部期外収縮と考えられます。

上室期外収縮の心電図の特徴

上室期外収縮は洞調律よりも心房または房室接合部が早く興奮した状態です。
P-P間隔が突然短縮し，R-R間隔も短縮します。
QRS波は洞調律のQRS波と形がほぼ同じです。

対応

上室期外収縮は健常人でもみられる期外収縮です。頻度が少なければ，経過観察で問題ありません。

解説 8

解答　Ⅱ度房室ブロック　モビッツⅡ型

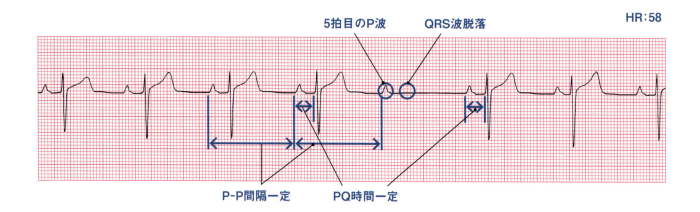

5拍目のP波の後のQRS波が脱落しています。
P-P間隔は一定です。
脱落したP波を挟んで，QRS波に先行するP波のPQ時間は一定です。
したがって，**Ⅱ度房室ブロック**の**モビッツⅡ型**です。

Ⅱ度房室ブロック　モビッツⅡ型の心電図の特徴

Ⅱ度房室ブロックのモビッツⅡ型は，PQ時間が一定のまま，突然QRS波が脱落します。
P-P間隔は一定です。

対応

Ⅲ度房室ブロックに移行する可能性があります。モビッツⅡ型をみたら医師に報告しましょう。

解説 9

解答 心房細動

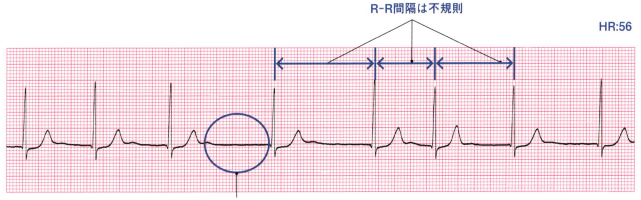

R-R間隔は不規則で，全くバラバラの状態です。絶対性不整脈と言える状態です。
P波は認めません。
したがって，**心房細動**です。
心房細動の特徴である，基線が細かく揺れるf波は小さくて認識できません。

心房細動の心電図の特徴

心房細動は心房の至るところが無秩序に興奮している状態です。
P波はなく，基線が細かく揺れるf波（細動波）が出現します。
しかしモニター心電図ではf波が認識できないことがあります。
R-R間隔は不規則です。

対応

頻脈，徐脈を伴わない心房細動なので，緊急の処置は不要です。

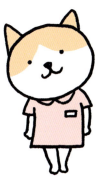

解説 10

解答　洞頻脈＋脚ブロック

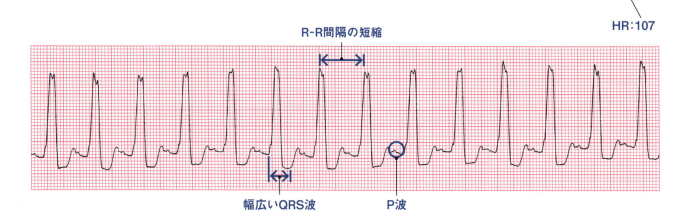

QRS幅が延長しています。QRS波に先行するP波を認めます。したがって，**脚ブロック**です。
R-R間隔は規則的で短縮しています。心拍数は107/分と頻脈です。したがって，**洞頻脈**です。

脚ブロックの心電図の特徴

QRS幅が延長します。
QRS波に先行するP波があります。

洞頻脈の心電図の特徴

洞頻脈は洞結節の興奮頻度が高まった状態です。
心拍数が100/分以上の洞調律を洞頻脈といいます。
ほとんどの場合でP波が確認できます。

対応

洞頻脈そのものの危険性は少なく，一般的には症状がなければ経過観察です。頻脈になる原因に対応していく必要があります。
脚ブロックでは，症状がなければ一般的に経過観察です。しかし，狭心症や心不全の場合は注意が必要です。

解説 11

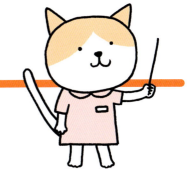

解答 多源性心室期外収縮

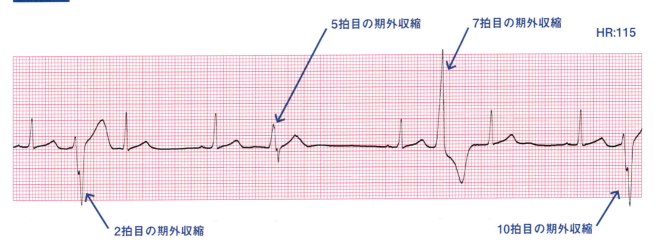

2拍目，5拍目，7拍目，10拍目に幅広く変形したQRS波を認めます。これらのQRS波には先行するP波がなく，R-R間隔は短縮しており心室期外収縮です。2拍目と10拍目のQRS波は同じ形ですが，5拍目，7拍目は異なります。3ヵ所以上の異なる場所から期外収縮が発生していると考えられます。
したがって，**多源性心室期外収縮**です。

多源性心室期外収縮の心電図の特徴

心室の2ヵ所以上の異なる場所から期外収縮が発生していることを多源性心室期外収縮といいます。
心室期外収縮の特徴に加え，複数ある心室期外収縮のQRS波の形が異なります。

対応

多源性心室期外収縮が多発すると，心室頻拍に移行する可能性があるため，危険な不整脈と言われています。多源性心室期外収縮が多発している場合は，医師に連絡しましょう。

解説 12

解答 間歇性脚ブロック

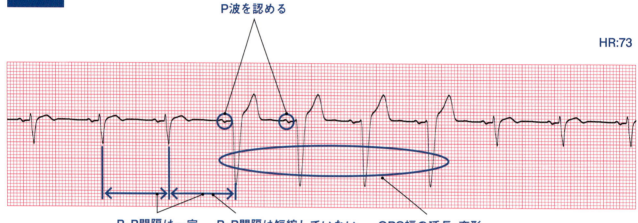

4拍目から7拍目までのQRS波は幅広く変形しています。一見，心室期外収縮の連発のようですが，すべてのQRS波に先行するP波を認めます。P-P間隔，R-R間隔は一定で，すべての心拍は洞調律です。4拍目から7拍目までは一過性に**脚ブロック**になっています。

脚ブロックの心電図の特徴

QRS幅が延長します。
QRS波に先行するP波を認めます。

〈鑑別診断〉
心室期外収縮の連発：心室期外収縮ではQRS波に先行するP波を認めません。R-R間隔は短縮します。

対応

一般的には，経過観察で問題ありません。

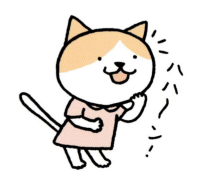

解説 13

解答　洞調律から心房細動

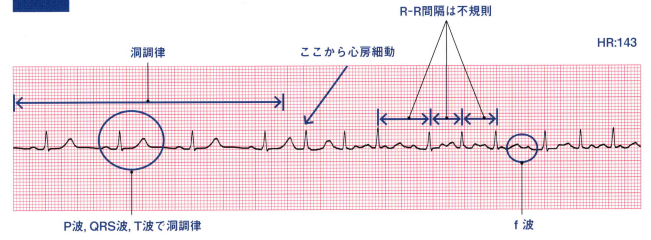

4拍目まではP波を認め，**洞調律**です。
5拍目からはP波はなく，基線が細かく揺れるf波（細動波）が多数出現しています。
5拍目以降はR-R間隔は不規則です。
したがって，5拍目から突然，**心房細動**になっています。

心房細動の心電図の特徴

心房細動は心房の至るところが無秩序に興奮している状態です。
P波はなく，基線が細かく揺れるf波（細動波）が出現します。
R-R間隔は不規則です。

対応

突然心房細動になった場合は，すみやかな血行動態管理と洞調律に戻す処置が必要となります。

解説 14

解答　洞徐脈＋非伝導性上室期外収縮＋
心室内変行伝導を伴う上室期外収縮

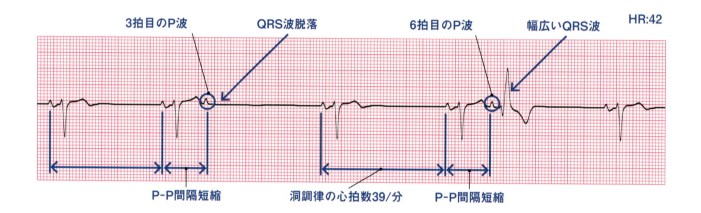

3拍目のP波はQRS波が脱落し，P-P間隔は短縮しています。したがって，**非伝導性上室期外収縮**です。
6拍目のP波のQRS波は幅広く変形し，P-P間隔は短縮しています。
したがって，**心室内変行伝導を伴った上室期外収縮**です。
洞調律の心拍数は39/分で，**洞徐脈**です。

心室内変行伝導を伴う上室期外収縮の心電図の特徴

早期収縮でQRS波は幅広く変形しているが，先行するP波を認めます。

非伝導性上室期外収縮の心電図の特徴

早期収縮のP波で，QRS波は脱落しています。

洞徐脈の心電図の特徴

P波と正常のQRS波が1対で規則的に出現し，心拍数は60/分（または50/分）未満

対応

洞徐脈，上室期外収縮は症状がなければ一般的に経過観察です。

解説 15

解答 右脚ブロック＋Ⅱ度房室ブロック　モビッツⅡ型

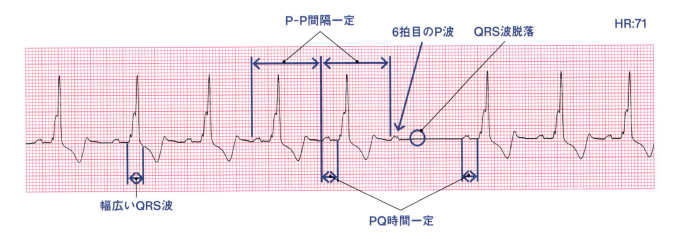

QRS波に先行するP波があり，P-P間隔は一定で，洞調律です。
QRS波は幅広く**脚ブロック**です。
6拍目のP波はQRS波が脱落しています。P-P間隔は一定で**Ⅱ度房室ブロック**です。PQ時間は一定で**モビッツⅡ型**です。

脚ブロックの心電図の特徴

QRS幅が延長します。
QRS波に先行するP波を認めます。
P-P間隔は一定です。

Ⅱ度房室ブロック　モビッツⅡ型の心電図の特徴

PQ時間が一定のまま，突然QRS波が脱落します。
P-P間隔は一定です。

対応

Ⅲ度房室ブロックに移行する可能性があります。
モビッツⅡ型を発見したら医師に報告しましょう。

解説16

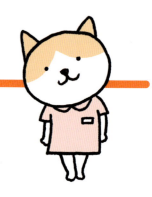

解答 非持続性心室頻拍

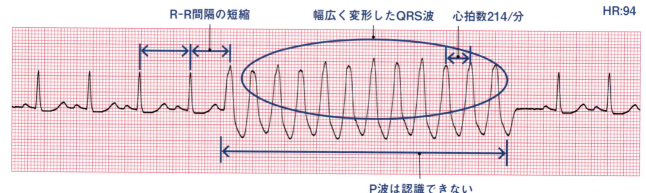

5拍目から16拍目までQRS波は幅広く変形しています。R-R間隔は短縮しています。P波は認めません。心室期外収縮が12発連続して出現しており，**非持続性心室頻拍**の状態です。

非持続性心室頻拍の心電図の特徴

心拍数は100〜250/分の幅広いQRS波が連続して出現し洞調律に戻ります。
QRS波，T波は多少の変動を示します。
P波は認識できません。

対応

非持続性心室頻拍は，持続性心室頻拍や心室細動に移行する可能性があるため，危険な不整脈です。非持続性心室頻拍を見たら，医師に連絡しましょう。

解説 17

解答 頻脈性心房細動

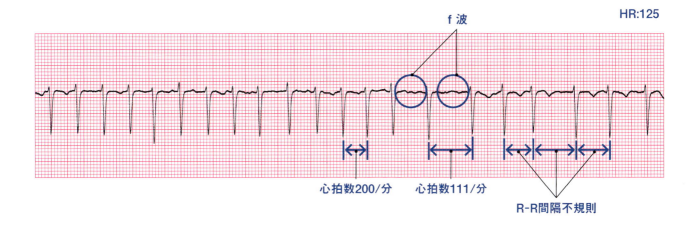

R-R間隔は短く頻脈です（心拍数は111〜200/分）。R-R間隔は不規則です。
P波は見られません。R-R間隔が長いところでは基線が細かく揺れるf波（細動波）が見られます。
したがって，**頻脈性心房細動**です。

心房細動の心電図の特徴

心房細動は心房のいたるところが無秩序に興奮している状態です。
P波はなく，基線が細かく揺れるf波（細動波）が出現します。
R-R間隔は不規則です。
WPW症候群に心房細動を併発すると，偽性心室頻拍へ移行することがあります（P83参照）。

対 応

頻脈性心房細動では，心不全を予防し心臓のポンプ機能を維持する目的で，心拍数を適正なレベルに安定させる必要があります。ドクターコールしましょう。

解説 18

解答 洞頻脈

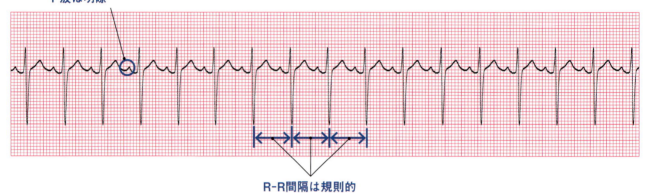

P波は明瞭で，P波とQRS波が1対で存在しています。
R-R間隔は規則的で，心拍数は125/分と頻脈です。
したがって，**洞頻脈**です。

洞頻脈の心電図の特徴

洞頻脈は洞結節の興奮頻度が高まった状態です。
心拍数が100/分以上の洞調律を洞頻脈といいます。
ほとんどの場合でP波が確認できます。

対応

洞頻脈そのものの危険性は少なく，一般的には経過観察です。頻脈になる原因には対応していく必要があります。

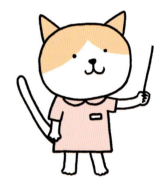

解説 19

解答 心房粗動（2：1伝導）

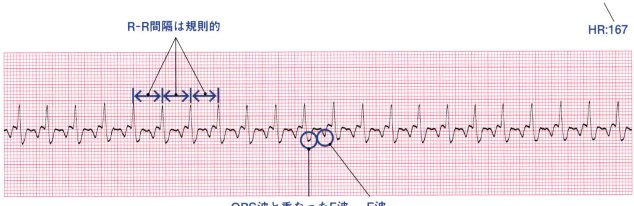

心拍数167/分の頻脈です。R-R間隔は規則的です。R波とR波の間に粗動波を2つ認めますが、1つはQRS波に重なっています。**2：1伝導**の**心房粗動**です。

心房粗動の心電図の特徴

P波はなく、規則的なノコギリ歯状の粗動波（F波）を認めます。
R-R間隔は規則的です。

〈鑑別診断〉
心房粗動の2：1伝導では、粗動波はQRS波やT波と重なり同定が困難で、発作性上室頻拍との鑑別が難しくなります。また、変行伝導や脚ブロックを伴った場合は、心室頻拍との鑑別が難しくなります。

対応

心房粗動が見られた場合は、ドクターコールをしましょう。すみやかに洞調律に戻す必要があります。心不全や虚血発作時は電気的除細動が必要になることもあります。

解説 20

解答 洞調律から発作性上室頻拍

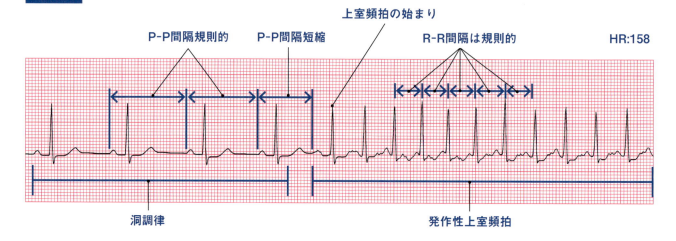

　4拍目まではP-P間隔は規則的で洞調律です。4拍目と5拍目のP-P間隔は短縮し上室期外収縮が出現しています。それ以後は上室期外収縮が連続しており**発作性上室頻拍**となっています。発作性上室頻拍のR-R間隔は規則的で，心拍数は158/分です。

発作性上室頻拍の心電図の特徴

心拍数は140〜200/分のことが多いです。
P波は確認できないことが多いですが，QRS波の前または後に1対で認められます。
R-R間隔は一定でQRS波の形は正常です。

対応

　発作性上室頻拍をみつけた場合は，ドクターコールしましょう。すみやかに発作性上室頻拍を停止させる処置が必要となります。

解説 21

解答 心房細動＋Ⅲ度房室ブロック（完全房室ブロック）

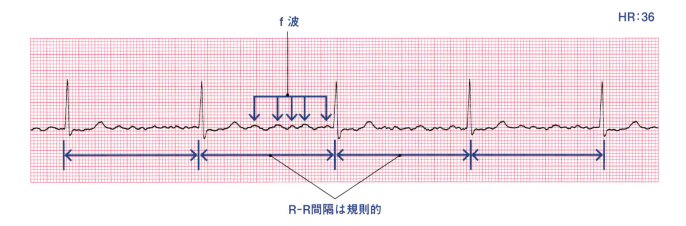

P波はなく，f波（細動波）を認めます。
したがって，**心房細動**です。
心房細動であるにもかかわらずR-R間隔が規則的で，心拍数36/分と徐脈です。
したがって**Ⅲ度房室ブロック**の合併が考えられます。

心房細動の心電図の特徴

P波は消失し，基線が細かく揺れるf波（細動波）が出現します。
R-R間隔は不規則になります。

〈Ⅲ度房室ブロックを合併した時の心電図の特徴〉
QRS波は房室接合部下部や心室からの補充調律となりR-R間隔は規則的です。

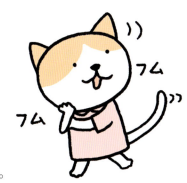

対応

Ⅲ度房室ブロックでは徐脈になるため，人工ペースメーカーの適応となります。
ドクターコールしましょう。

解説 22

解答 心室固有調律

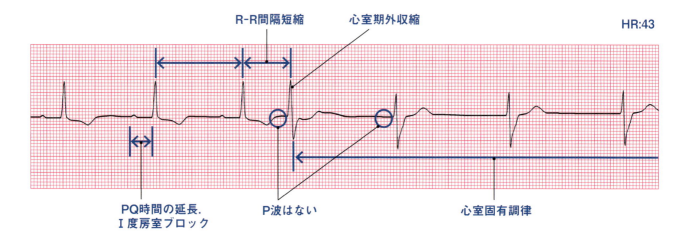

3拍目までは**洞調律**です。PQ時間は0.24秒と延長しⅠ度房室ブロックです。3拍目と4拍目のR-R間隔は短縮し、4拍目は心室期外収縮です。5拍目以後はR-R間隔は一定で、心拍数は43/分の**心室固有調律**です。

心室固有調律の心電図の特徴

QRS波の幅は延長し、QRS波に先行するP波は認めません。
R-R間隔は規則的で、心拍数は60/分以下です。

対応

心室固有調律では、ドクターコールしましょう。心室固有調律は著しい徐脈となり、ペースメーカーの適応となることが多いです。

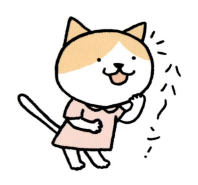

解説 23

解答 右脚ブロック＋R on T型心室期外収縮

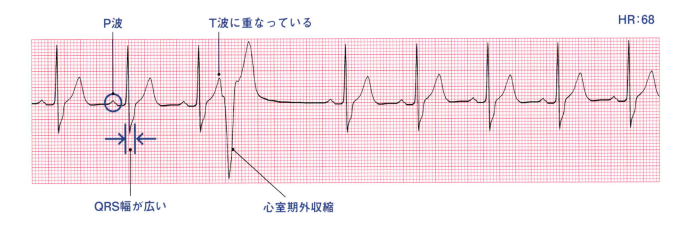

4拍目に変形したQRS波が早期に出現し、3拍目のT波に重なっています。
したがって、**R on T型心室期外収縮**です。
その他のQRS波は幅が延長しています。QRS波に先行するP波を認めます。
したがって、**脚ブロック**です。

R on T型心室期外収縮の心電図の特徴

T波に幅広いQRS波（心室期外収縮）が重なって出現します。

脚ブロックの心電図の特徴

QRS幅が延長します。
QRS波に先行するP波があります。

対応

R on T型心室期外収縮をみたときにはドクターに知らせましょう。
心室頻拍や心室細動に移行する可能性があります。

解説 24

解答 心室頻拍

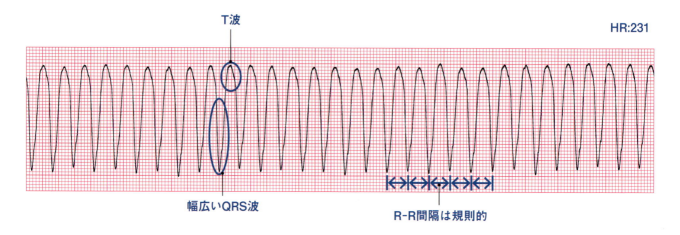

幅の広いQRS波が連続して出現しています。R-R間隔は規則的です。心拍数は231/分です。P波は確認できません。

したがって，**心室頻拍**です。

心室頻拍の心電図の特徴

幅広いQRS波が連続して出現します。
心拍数は100～250/分です。
P波は認識できません。

対応

心室頻拍は緊急事態です。まずは多くの人を呼び，ドクターコールをします。AED，緊急カートを準備します。

解説 25

解答 高カリウム血症

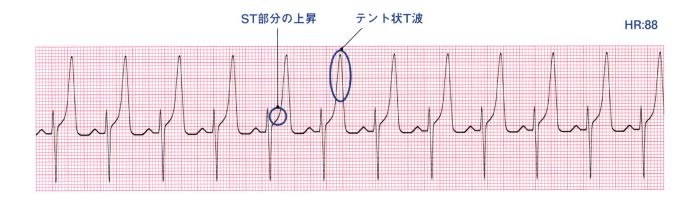

T波は増高，尖鋭化し幅が狭く左右対称でテント状T波を呈しています．ST部分の上昇を認めます．
高カリウム血症を疑いカリウムを測定すると血清カリウム値は6.5mEq/Lでした．

高カリウム血症の心電図の特徴

テント状T波（増高，尖鋭化し幅が狭く左右対称のT波）を認めます．
ST部分の上昇を認めます．
高カリウム血症が高度になるとP波の不明瞭化，QRS幅の延長，QT時間の延長が認められます．

対応

医師に報告し，電解質をチェックします．

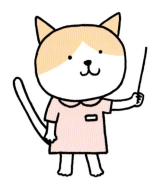

解説 26

解答 ST上昇（急性心筋梗塞）

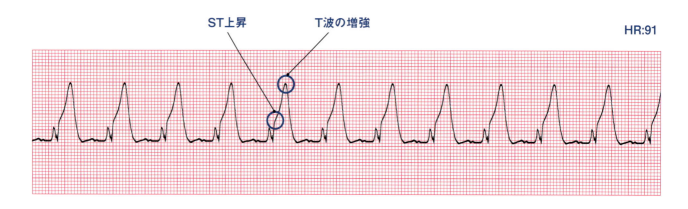

T波は増高し，**ST部分の上昇**を認めます。
したがって，**急性心筋梗塞**が疑われます。
その他，急性心膜炎，異型狭心症なども疑われます。

急性心筋梗塞の心電図の特徴

ST部分とはQRS波とT波の間の基線の一部をいいます。
急性心筋梗塞では時間的経過とともに特徴的な心電図変化を示します。
すなわち，T波の増強→ST上昇→異常Q波→T波の陰性化の順に変化します。

対応

医師にすぐ報告し，指示を受けます。

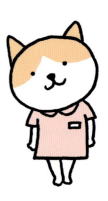

解説 27

解答 心室細動

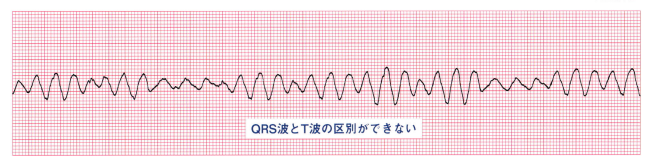

QRS波とT波の区別ができません。基線が不規則に揺れているように見えます。
したがって，**心室細動**と判断します。

心室細動の心電図の特徴

形状や振幅が不規則な心室細動波が休みなく出現します。
QRS波とT波の区別がつきません。
基線が不規則に揺れていることで診断されます。

対 応

心室細動は緊急事態です。まずは意識，脈を確認し，ドクターコールをします。AED，緊急カートを準備します。

解説 28

解答　人工ペースメーカーのペーシング不全

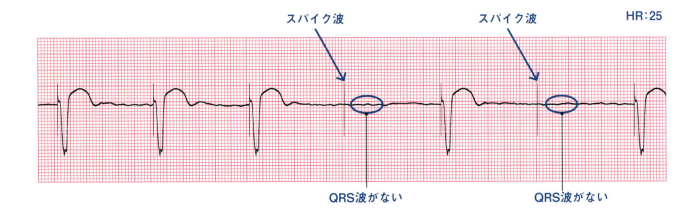

4つ目と6つ目のスパイク波は，QRS波を生じていないため有効な刺激ではありません。**人工ペースメーカーのペーシング不全**です。ペースメーカーによる電気刺激が弱いため，ペーシングを行っても心筋が反応していないことが考えられます。

ペーシング不全の心電図の特徴

スパイク波の後にP波（またはQRS波）が現れません。
ペースメーカーによる電気的刺激が弱いため，刺激を行っても心筋が反応しません。
スパイク波が無秩序に出現したり，ペーシングがプログラムされたリズムと無関係に出現することもあります。

対応

ペーシング不全をみつけたら医師に報告しましょう。

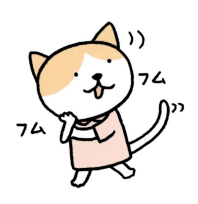

【著者略歴】
土居忠文
<small>どい ただふみ</small>

- 1977年 天理よろづ相談所病院臨床病理部
- 1982年 高知医科大学医学部附属病院検査部
- 1991年 同主任
- 2001年 同副技師長
- 2003年 高知大学医学部附属病院検査部副技師長
- 2015年 高知医療支援研究所所長
   現在に至る

【監修者略歴】
杉浦哲朗
<small>すぎうら てつろう</small>

- 1999年 高知医科大学臨床検査医学講座教授
- 2003年 高知大学医学部病態情報診断学講座教授
- 2010年 高知大学医学部附属病院病院長（兼任）
- 2014年 高知大学医学部医学部長（兼任）
- 2016年 土佐市民病院名誉院長
- 2018年 関西医科大学総合医療センター病院長
   現在に至る

読める！モニター心電図　　ISBN978-4-263-23696-3

2017年10月25日　第1版第1刷発行
2024年 1月25日　第1版第4刷発行

著　者　土　居　忠　文
監修者　杉　浦　哲　朗
発行者　白　石　泰　夫

発行所　医歯薬出版株式会社
〒113-8612　東京都文京区本駒込1-7-10
TEL.（03）5395-7618（編集）・7616（販売）
FAX.（03）5395-7609（編集）・8563（販売）
https://www.ishiyaku.co.jp/
郵便振替番号 00190-5-13816

乱丁，落丁の際はお取り替えいたします　　印刷・木元省美堂／製本・愛千製本所
Ⓒ Ishiyaku Publishers, Inc., 2017. Printed in Japan

本書の複製権・翻訳権・翻案権・上映権・譲渡権・貸与権・公衆送信権（送信可能化権を含む）・口述権は，医歯薬出版(株)が保有します．

本書を無断で複製する行為（コピー，スキャン，デジタルデータ化など）は，「私的使用のための複製」などの著作権法上の限られた例外を除き禁じられています．また私的使用に該当する場合であっても，請負業者等の第三者に依頼し上記の行為を行うことは違法となります．

JCOPY ＜出版者著作権管理機構 委託出版物＞
本書をコピーやスキャン等により複製される場合は，そのつど事前に出版者著作権管理機構（電話 03-5244-5088，FAX 03-5244-5089，e-mail：info@jcopy.or.jp）の許諾を得てください．